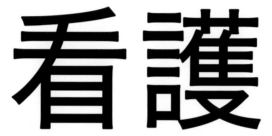

看護研究

ミニマム・エッセンシャルズ

川口孝泰

東京情報大学看護学部教授／遠隔看護実践研究センター長
筑波大学名誉教授

医学書院

看護研究ミニマム・エッセンシャルズ

発　行　2020 年 5 月 15 日　第 1 版第 1 刷ⓒ

著　者　川口孝泰
　　　　　かわぐちたかやす

発行者　株式会社　医学書院
　　　　代表取締役　金原　俊
　　　　〒113-8719　東京都文京区本郷 1-28-23
　　　　電話　03-3817-5600(社内案内)

印刷・製本　三美印刷

はじめに

　本書は，看護研究を進めていくために必要な基本的な要素（ミニマム・エッセンス）をまとめたものです．

　初学者には，看護研究を始めるにあたって学ぶべき総論的な学習事項に関する知識の提供を，すでに実際に看護研究に取り組み始めている方々には，ご自身の研究をより深めるための道標（みちしるべ）として，ご活用いただければと思います．

　本書は，私が 2002 年に執筆した『看護研究ガイドマップ』（医学書院）の内容を一新し，自己学習や授業用に使用できるように，また看護研究を行う者が確認しておくべき基本事項のみ残し，コンパクトに再整理してみました．各セクションにコラムを配置し，執筆時点で看護研究において話題になっている事項も書き足しました．

　臨床家の方々にも使用していただけるように，具体的な研究事例や最新事項も展開し，看護研究を学ぶうえでの基本的な骨組みをわかりやすくまとめました．

　皆様が看護研究を進めるうえで，本書が学ぶべき方向を指し示すものとなることを期待しています．

　2020 年 3 月　吉日

東京情報大学看護学部教授 / 遠隔看護実践研究センター長
筑波大学名誉教授
川口孝泰

目　次

Section 3 文献検討 29

表紙・ブックデザイン：株式会社明昌堂
本文イラスト：ナカムラヒロユキ

Web 音声解説スライドについて

付録として，Web 音声解説スライドを PC，iPad，スマートフォン（iOS，Android）でご覧いただけます（フィーチャーフォンには対応していません）．

下記 URL からアクセスしてください．

ログインのための ID，PASS は下記のとおりです．

URL　http://www.igaku-shoin.co.jp/prd/04179/
ID　29853n2
PASS　sdph5n9

【ご注意】

・Web 音声解説スライドを再生する際の通信料は読者の方のご負担となります．
・配信される Web 音声解説スライドは予告なしに変更・修正が行われることがあります．また予告なしに配信を停止することもありますのでご了承ください．
・Web 音声解説スライドは書籍の付録のため，ユーザーサポートの対象外とさせていただきます．
・本 Web 音声解説スライドの利用ライセンスは，本書 1 冊につき 1 つ，個人所有者 1 名に対して与えられるものです．第三者への ID，PASS の提供，開示は固く禁じます．また図書館・図書施設など複数人の利用を前提とする場合には，本 Web 音声解説スライドを利用することはできません．

1

研究とは

　本 Section では，看護研究を始めるにあたって基本となる知識と心構えを解説します．研究は，新しい知識を発見し，一般化していく営みですから，看護研究を学ぶことは決してやさしいことではありません．ただ，いうまでもありませんが，看護職者が学問的な基盤を背景に専門職としての地歩をしっかりと固めていくためには，研究は避けては通れません．この Section を学ぶことによって，看護研究を進めていくための道行きを得てもらいたいと思います．

看護研究を進めるための基本的学習要素

　看護研究とは，看護実践に役立つ新しい知識を創る営みです．そのためには，共有できる一定の作法に基づいて生み出された知識を，仲間たち（看護学の研究であれば看護職者）が理解し，共有する必要があります．このような看護研究の実施にあたっての基本的学習要素となるのが，「文献検討」および「研究とは」「研究過程」「データ収集」「データ分析」「研究発表」「研究倫理」の7つの要素です（**図1**）．看護研究は，これらの基本的要素を系統的に学修することによって進めます．

研究の意味と意義

　研究には，広義と狭義の意味があります．広義の意味は，日常会話のなかでも一般的に使われるもので，「あの人は研究熱心だ……」などの使い方に代表されるように，あるものに対して念入りに根気よく追求する営みに対して使われます．

　しかし本書では，「学問的な問いかけと実証．特に事実の発見と，その解釈を狙った調査・実験，あるいはそうして生まれた，または修正された理論の実際的な応用」（"Merriam-Webster Dictionary"より）という，学問的な営みで使用される狭義の定義として扱います．

　狭義の定義のなかに含まれている「学問」「実証」「事実の発見」「調査」「実験」「理論」「応用」などの用語をご覧になって推察されるように，このような研究を遂行していくためには，ある一定の手続きが必要となり，研究をする人たちが共通に認識できる作法のようなものを学ばねばなりません．それらを学ぶのが本書の役割でもあります．

看護研究とは

　看護学とは看護に役立つ知識を系統的にまとめたものであり，看護研究とは，既存の看護学のなかに新しい知識を付与していく営みです．調査や実験は，新しい知識を看護学のなかに位置づけるための保証として，一連の作法によって営まれます．なかでも看護理論は，看護学の知識を，筋道を立てて系統的に整理したもので，看護学の見方・考え方の基本となります．新しい理論（看護学の見方や考え方）の構築や，既存の理論の修正や展開は，看護学に新しい知識を拓いていく重要な営みとなり，ひいては看護実践への実際的な応用によって，当該理論の真価が発揮されることになります．

技術知と科学知

　看護学は実践学といわれます．実践学の「知」は，2つの異なる「知」を内包しています．「技術知」と「科学知」です．

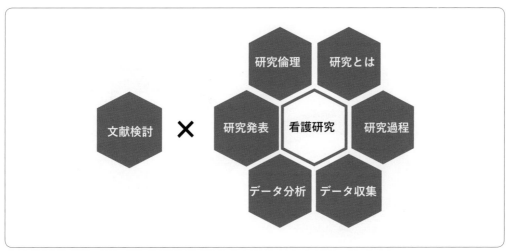

図1　看護研究のための基本的学習要素

　「技術知」とは，人間の経験に基づいた知のあり方で，その対象は，リアルな現実です．看護の対象は複雑で常に変化しています．そのような現実に対して，個別に，技術者の経験に基づいて対処していく知が「技術知」です．

　それに対して「科学知」とは，対象をみつめていく認識のあり方を理論化したものです．そのために「科学知」は，客観性を重んじ，普遍的な対象を相手にします．何よりも，多くの人が共有できる，わかりやすい知が「科学知」です．看護学のような実践学は，この2つの異なる知の相互作用によって成り立っています（**図2**）．

技術学としての看護学

　看護実践では，科学的な認識を利用して，どのような方法で技術として提供できうるかが重要です．その意味では，科学を電車の線路にたとえるならば，その上を走る電車は，科学を前提とした「科学技術」といえます．ここで定義する科学技術とは，線路の通じている行き先であれば，素早く確実に到達することのできるエビデンスが保証された技術です．しかしすべての場所に線路が通じているわけではありません．むしろ線路があるのは限られた場所です．それ以外の場所は電車から降りて歩いて到達しなければなりません．そのような技術は，経験によって得られた技術，つまり実践技術で対応することになります．

　看護実践においての科学的な認識は「援助の原理」に相当します．科学技術は，操作的で形式的な面（マニュアルや手順）が重要とされる一方で，看護の技術には，それとは別の，その人らしい人間の手の温もりを介したアートとしての技術が何よりも重要です．むしろ，線路から外れたときにこそ効果を発揮することになります．このような2つの技術のありようは，看護実践においては経験知に裏づけられた「援助の方法」に相当するのでしょう．

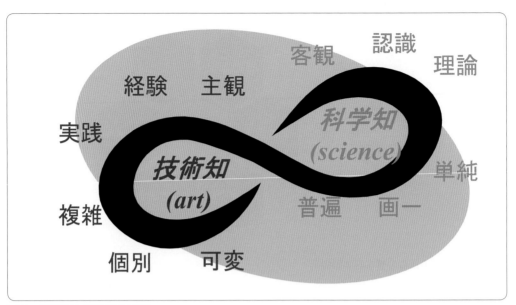

図2　科学知と技術知の関係

　私は，このような考え方に基づく知の体系を「看護技術学」ととらえており，看護研究においては，この看護技術学の構築に資するような研究こそが重要だと考えています．

科学的な方法とは

　人間の社会生活のなかでは，さまざまな知識が生み出されます．その知識には，理にかなったものもあれば理屈では捉えにくいものもありますが，理屈に合わなくとも，日常的にきわめて重要な機能を果たしているものが多くあります．では，研究によって生みだされる知識は，以上のうちのどのような種類のものなのでしょう．ここでは看護実践の「科学知」の探求に必要となる「科学的な方法」について述べていきたいと思います．

　科学的な方法とは，経験的にまたは論理的に妥当な方法によって知識を集め，それに基づいて合理的な結論を導くことです．科学的な方法の手順としては，まず研究対象との関わりを通して，じっくりと観察することから始めます．その過程で，研究方法上，妥当なデータ収集を行い，最終的には「仮説」を見出します．これが，帰納的推論に基づく研究です．この方法は，研究対象の個別的な側面について観察を通してじっくりとみつめることから，質的研究ともいわれます．

　このような帰納的手続きによって見出された「仮説」は，特殊な観察（仮説を検証するために，ある面だけを意図的に観察する）によって，その確からしさについて検証されます．これが演繹的推論に基づく研究です．この方法は，仮説を検証するために，複数のデータを集めて統計的に検証することから量的研究ともいわれます（**図**

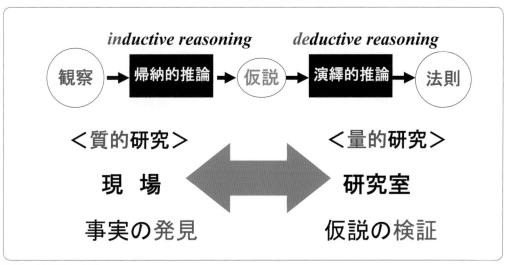

図3　科学的な方法

3）．科学的な方法とは，このような2つの推論を満たすことで実施されます．

帰納的推論と演繹的推論の方法

　帰納的推論と演繹的推論は，科学的研究を進めていくための2つの異なった推論方法です．帰納的推論は，研究対象とする現象のなかに入り込んで，研究者自身が観察し発見していく推論方法です．英語では"inductive reasoning"と表現され，"in"が接頭についています．それに対して演繹的推論は，あくまでも現象の外に研究者自身の身をおいて，客観的に観察し発見していく推論方法です．そのため英語では"deductive reasoning"と，"de"が接頭についています．接頭語の in は中へ，接頭語の de は離れるという意味で使用されることから，異なる視点で究明することの重要性の指標でもあります．科学的な方法では，この2つの推論が偏ることなく，対等の価値をもって研究が遂行されます．

2つの異なる研究者の視座

　科学的研究を進めていくための推論方法に2つの異なった視座があるように，同じ研究対象を扱ったとしても，研究者自身の視点・論点の違いによって研究の方法や結果も異なります．

　この違いをあえて大別すると，「自然主義」派と「実証主義」派に分けられます．自然主義は，ありのままの現実を自らの感性によって全体的に受け止めて，先入観なしに，その現実のなかに潜む真実を明らかにしようとする立場です．ですから，このような研究の方法ではフィールドでの関わりが中心で，対象からの「語り」や行動の微妙な変化を観察することで，ある種のパターンを見出そうとします．それに対して，実

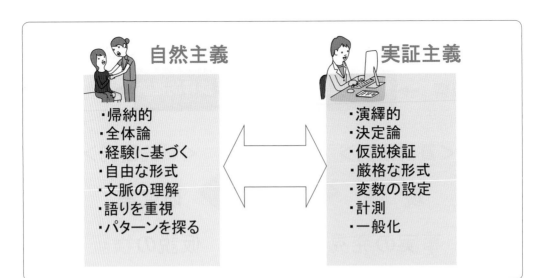

図4　研究における2つの視点

証主義は，今までに蓄積された知識を前提として仮説を立て，厳格なルールに基づいて変数関係を設定します．そして，客観的な計測によってデータを得て分析し，今までの知識の上に新しい知識を積み重ねることで仮説を証明し，新たな法則を発見していきます（図4）．

　このような2つの視座は，同じ研究対象を目前にした場合に，研究者同士，あるいは研究者自身の心中において葛藤をもたらします．これらの葛藤を恐れず，あえて1つの研究を実施する場合，このような捉え方の違う視座から研究を進めていくことで，真に科学的な研究となるといえます．

帰納的（質的）研究の過程

　帰納的推論に基づいた研究は，「帰納的研究」あるいは「質的研究」ともいわれます．手順としては，まず課題の認識と文献検討が必要なことはいうまでもありません．そのうえで，前述した帰納的推論の方法に従って，研究者自らが現象のなかに身をおいて観察することになります．

　この方法では，研究者自身がデータを得るセンサーの役割をするので，研究者自身が研究課題をしっかりと認識していることと，当該の事象や現象を理解するための十分な経験をもっていることが求められます．得られたデータは，研究者自身のなかでじっくりと反芻され，過去の経験や知識と照合しながら，新しい考え方や捉え方の発見に向けて整理されていくことになります．最後に，仮説の創造や概念枠組み（conceptual framework）などのモデル・理論の提示によって，その成果が一般化されます（図5）．

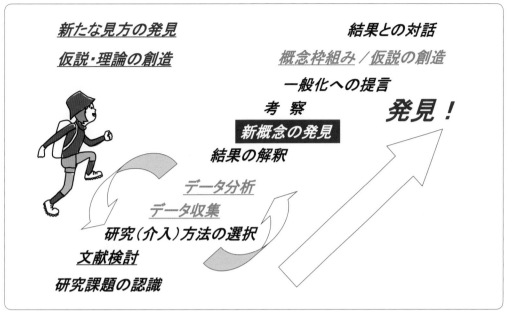

図5 帰納的研究の過程

演繹的（量的）研究の過程

　演繹的推論に基づいた研究：演繹的（量的）研究は，十分な文献検討を行ったうえで，理論的あるいは一般的な前提から出発した仮説の設定を行います．つまり，明らかにしようとする研究の視点を明確に定めて，その視点からみて妥当であるかどうかを検証する過程をたどります．そのため，仮説の設定内容のよし悪しが，研究結果の意味を大きく左右します．

　妥当な仮説に基づいた研究の実施は，一般化に向けて大きな成果を上げますが，こじつけや偏見による仮説の設定からは，たとえ研究過程で妥当な結果が得られたとしても，一般化には至らないことになります．そのため，この研究過程で捉えられた結果の解釈については，その限界を十分に認識した考察が必要となります．

　また，この研究過程での研究実施においては，仮説を科学的に実証していくための厳格な調査や実験の方法論をしっかりと学んでおく必要があります．これらの手続きを踏むことで，科学性が保証されるとともに，その限界についても認識できます（図6）．

仮説とは

　ここまで何度も「仮説」についてふれてきましたが，仮説とは，検証すべき現象のなかに含まれている変数相互の関係性を提示したものです．仮説を変数の数で分類すると，1つの変数（独立変数）に対して，それに影響されて起こるもう1つの変数（従属

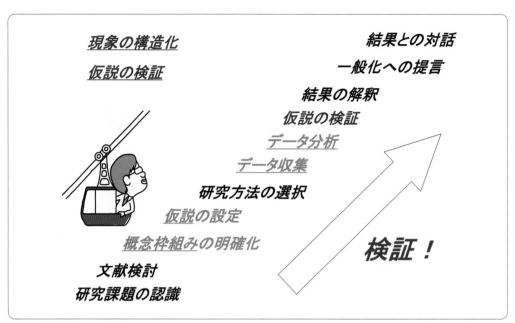

図6　演繹的研究の過程

変数)との関係性を示したものが最も単純な形の仮説で,「単純仮説」といいます. それに対して, 3つ以上の変数の関係性を提示したものは「複雑仮説」といいます.

　現実の研究対象を取りまく変数は, 複雑で多岐にわたっています. しかし, 仮説の設定は, あえて単純化することで検証を行うことに意義があるので, あまり複雑にしすぎないことが肝要です. 統計学的な仮説検定では, 帰無仮説と対立仮説という2つの異なる立場の捉え方があります. 帰無仮説とは,「関係がない」「差がない」ということが命題であるのに対して, 対立仮説は, その逆の「関係がある」「差がある」ということを命題にして, 統計学的に検証を行います. 研究者は, この2つの立場のどちらかでデータを収集し, 仮説を棄却するか, あるいはしないかの判断を行いながら, 対象とした理論を強化したり, 修正したりすることになります.

概念枠組みとは

　研究者は, 研究対象となる事象や現象を理解していく際, どのような要因, 変数, 過程に関わっているのか, そして, どのような関係性で全体が構成されているのかを問いかけることになります. このような問いかけは, 研究対象としている事象や現象の見方, 考え方を方向づける前提となります. この前提を, 概念と概念の関係性で示したものを「概念枠組み」といいます.

　研究者は, どのような視点に基づいて概念枠組みを設定したかを, 明確に説明することが重要です. なぜならば概念枠組みは, 複雑な事象や現象を, あえて特定の側面に限定して捉えることで研究対象の理解を深めるための営みだからです. つまり概念

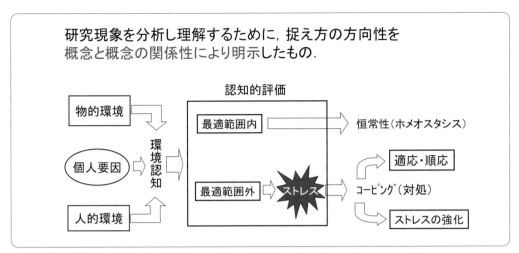

図7　概念枠組み

枠組みは，研究を遂行していくための1つの見方，考え方なのです．

　概念枠組みがどのような事象や現象の理解に役立つのかについては，十分に論じておく必要がありますが，質的研究では，研究者自身の事象や現象の理解が変化する過程をたどるので，研究が進むにつれて，必要に応じて概念枠組みは修正されます．

　図7は，私の著書『ベッドまわりの環境学』(医学書院，1998)で使用した概念枠組みを改変したものです．この図は，環境認知ストレスの仕組みを示したものです．つまり，生活環境でのストレスは，周りの物的環境と人的環境，および各人の個人要因に影響を受けて認知され，認知的評価として処理されます．処理の構造は2種類が考えられます．認知的評価が個人の最適範囲内であれば恒常性(ホメオスタシス)の中で処理され，ストレスとして顕在化しません．しかし，最適範囲外になれば，ストレスとして顕在化します．生じたストレスは，コーピング(対処)として適応・順応として処理されるか，あるいはストレスが強化される結果となります．

　つまり概念枠組みは，帰納的研究においては，研究の結果として提示されますが，演繹的研究の場合には，研究の最初の段階で，仮説設定の根拠として提示されることになります．このように複雑な事象や現象をわかりやすく表現するために，看護研究で使用されるモデルには，ここで紹介した概念枠組みのほかに，複数の手法があります．

モデルの種類

　モデル化とは，抽象的な概念を整理してほかの人たちに伝える方法で，概念枠組みのような「言語モデル」のほかに，「物理モデル」や「図式モデル」「数理モデル」などが挙げられます(**表1**)．

　「物理モデル」は，看護用具の開発過程において，それらの用具を実際に試作して，

表1　モデルの種類

抽象的概念の象徴的・物理的な提示. モデルは, 問題の核心を鮮明化するが, 反面, 他の側面を平坦化してしまう.		
物理モデル	形や性質を似せたもの	模型, 看護用具 看護支援のシミュレータ
図式モデル	図や幾何学的な表現で表したもの	概念図, 設計図 ベン図, 略式地図
言語モデル	術語や文章により表したもの	概念枠組み 理論, 学説
数理モデル	数式により表したもの	計算機シミュレーション グラフ理論 構造モデル 心理テスト
（比喩モデル）	数学表現を借りた言語モデル	
（操作モデル）	実際の観察や実験に基づいた 　関係式やパラメータの設定	

検証を加える際などに適用されます. また, 効果的な看護支援の手順などが考案された場合にも「物理モデル」が適用され, これらは試験的に実施して客観的に評価されることによって検証されます. 「図式モデル」は, 抽象的な概念を図や絵によって表現しようとするもので, 簡略化された地図表現などは最も身近な図式モデルです. 看護学分野においては, 図式モデルを用いて自身の理論を展開している例が多くみられます.

　また, 「言語モデル」も看護学分野においては多くみられ, 「数理モデル」は, 数式のルールを援用して, 看護現象のなかにある変数間の関係性を表わそうとするものです. 最近では, 数理モデルの1つである比喩モデルの適用例として, 複雑な患者の状態を, 構造モデルを使ってアセスメントするための手法などが開発されています. 心理テストなどの測定用具も, 数理モデルの一部である操作モデルで, 看護学分野ではよく使用されるモデルです.

臨床看護研究に立ちはだかるバリア

　巷には，「看護研究」という書名の本が，たくさん出版されています．みなさんも何冊か持っているのではないでしょうか？　それらの本は難しく，ただ読むだけではなかなか理解できません．本にまとめられていることは所詮机上のものなので，なんとなく理解できても，具体的な臨床課題に対してどのように活用するかは難しい問題です．

研究に取り組もうとする中堅看護師同士の会話

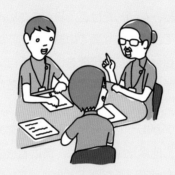

A：これから文献検討をして研究計画書をさらに充実させてから研究に取り組むにしたって，文献検討をするためには，それらの情報を得るための情報検索のシステムや，図書館が身近にあることが重要だよな……．ぼくなんか，まずそこから整えなきゃならない状況だよ……．

B：私も同じよ!!　それに文献検索だってお金がかかるでしょう．個人ではとてもまかないきれないかもしれないし，とにかく，研究をするための環境を整えることがまず先決じゃないかしら．

C（研究教育担当師長）：そんなこと聞くと私は頭が痛い……．管理者として，研究を推進するように指導しながら，実は，研究のために必要な経済的支援や，文献検索に必要な情報環境の整備など，それをするための準備を怠ってきたような気がするし．もちろん，研究という営みは個人の発展にもつながるから，時間外に励んでもらう努力をしてもらうにしても，管理者として整えるための努力はする必要があったわけだけど．

A：ぼくの研究計画書では，統計的な手法を使った分析が入っているんだけど，必要

性は頭ではわかっても，実際にどのようなデータの集め方をして分析するかは，結局のところ，その状況になって判断しなければならないわけだよね．もともと数字は苦手だし，相談できる相手もいないし，始める前から悩みが多いよ……．

B：でも，最近はとても使いやすい統計ソフトが市販されているわよ．

A：それはそうだけど，統計ソフトって枠に数字を入れれば答えは出すけど，その統計手法でよいのかとか，入れる数字の扱い方が本当にそれでよいのかとか，やっぱり統計のことをよくわかってないと，とても怖くて使えないよ．

C：そういえば先日受講した看護研究の研修で，研究論文には統計学的分析の選択を誤って使っているものが多くあるので，それらの文献を安易に真似しないようにと，講師が言ってた．でもそんなこと言われても，どれがよくてどれが間違いかを判断できるだけの目をもたなきゃならないわけだから，大変よね！！

B：私は，質的研究に取り組みたいんだけど，研究のためとはいえ，患者さん自身や患者さんの家族に対して，倫理的な面での葛藤もあるのよね……．看護ケアを提供する臨床家としての自分，かたや研究をしている自分，その住み分けをどのようにしたらよいかは，単に依頼書や同意書を交わしたからといって，なかなか複雑なものはある．

C：でも，熱意ある看護ケアがあってこそ，誠意ある研究の依頼は成立するのではないかしら．あまり，契約的な意識ではなく，真に看護の発展のためという考えをお伝えすることで，わかっていただける，かも．そんな努力が研究倫理には大事な営みになると思うけど．

A：研究倫理は，もちろん大事だけど，質的研究の分析過程で，自分の世界に入りすぎてしまわないように，きちんとアドバイスしてくれる専門家の存在が必要になると思うのですよ．でも，そんなアドバイスしてくれる人って，どこで知り合えばよいのかな……．

　この話には，臨床看護研究の営みを阻むバリアがみえています．このようなバリアが臨床看護研究にのしかかり，結局は日々の忙しさのなかで看護研究の芽が消退してしまうことになると思えます．このような悩みを解決する意味でも，研究を実施するために基本となる事項について，看護基礎教育でしっかりと身につけておくことは重要です．

研究の種類と研究過程

　本 Section では，研究を進めていく過程について解説します．あなたの研究がどのような手法を使用すべきなのか，そのためにはどのような作法を用いればよいか紹介します．ここでの学習を通して，真に看護実践の向上に資する研究の準備をしていくための素地を養ってください．

研究過程の概観

　研究を進めていく過程には，大きく分けて3つのステップがあります（**図8**）．

　ステップ1には，研究を実際に始めるにあたって，研究対象とする事象を十分に勉強しておく「文献検討」および，より効果的な結果を導き出せるような研究の道行きとなる「研究デザイン」の段階です．この2つの営みが十分に行えれば，よい研究計画書が作成され，はじめて実際の研究実施に至れるのです．

　ステップ2は，データを集め，分析する段階です．データ収集の方法やデータ分析の方法は，質的研究と量的研究では，方法論的に大きな違いがあります．両者の違いをしっかり認識したうえで取り組む必要があります．このステップは，研究の信頼性や妥当性を保証する大事な段階ですので，計画的に進めることが肝要です．

　ステップ3は，得られたデータについて，一般化していく段階です．このステップでは，得られたデータから捉えられた新しい知見が，いかにわかりやすく，信頼に足りうるものであるかを表現することが重要です．そのための手法として，統計学的手法やモデル化の手法，グラフ表現法などが必要となります．

研究デザイン

　研究デザインは，大きく「質的研究のためのデザイン」と「量的研究のためのデザイン」の2つの方法があります（**図9**）．

　質的研究は，研究の対象とする事象や現象をありのままにじっくりと「観察」して，そのなかから新たな見方・考え方を見いだしていく営みです．そのためには，しっかりと事象や現象を「記述」していくことが研究実施の要となります．質的な研究デザインの代表的な手法としては，「事例研究」「アクション・リサーチ」「フィールド・スタディ」があります．特にフィールド・スタディの方法論は，さまざまな見方・考え方の焦点を変えながら，解明しようとする事象や現象の特質に合わせて「現象学的研究」「解釈学的研究」「グラウンデッド・セオリー（Grounded Theory Approach；GTA）」「エスノグラフィ」などの手法を用いた研究が挙げられます．

　量的研究は，研究しようとする事象や現象の構造や因果関係性を「探索」「説明」「予測」するために必要な量的データを収集して，統計学的な検証を行っていく営みです．具体的な研究デザインの種類としては，大きく実験研究と非実験研究，そのほかの研究に大別して分類できます．実験研究には，実験研究（true experimental design）と，準実験研究（quasi experimental design）があります．非実験研究（non-experimental design）には，疫学的研究の主要な手法である遡及的／相関的研究があります．また，看護研究でよく利用されるそのほかの研究方法論として，対象の構造を明らかにしようとする「調査研究」，看護実践の質の評価などを扱う「評価研究」，組織や集団のニー

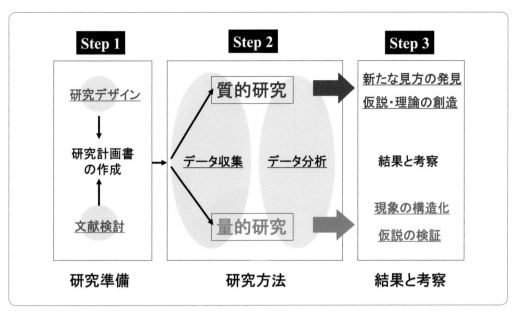

図8 研究過程の概観

ズを明らかにしようとする「ニーズ・アセスメント」、あるいは、データを組織的に収集・分析する方法を開発する「方法論的研究（尺度開発研究）」などが代表的なものとして挙げられます.

　実際の研究においては、質的研究と量的研究は、はっきりと使い分けるのではなく、究明しようとする対象に応じて、双方を効果的に組み合わせながら実施されることが多くあります. このような研究をマルチメソッド研究（multimethod research）といい、特に大きなプロジェクト研究の場合において、1つの研究対象に多角的に取り組む際に用いられます.

事例研究

　事例研究は、ある特定の対象への十分な観察を通して、過去の文献で述べられている知識との共通点や相違点を明らかにし、対象のなかに潜む新しい知見を明らかにしていこうとする研究です. そのためには、対象の一部分にこだわるのではなく、多角的、全体的、および洞察的な観察に取り組む必要があります.

　事例研究は、これまで研究として取り上げられなかった事象や現象について記述することから、その研究計画においては定型的な作法はなく、また実践と研究の営みが混在しています. 事例研究の対象となるようなケアの実施・分析においては、未知のアプローチなので、常に提供するケアに対する知的裏づけを得るように努力する必要があります. それと同時に、実践の記録そのものも研究データとして使用できるように、日々予測して準備しておかなければなりません（フィールドノート）. 事例研究が

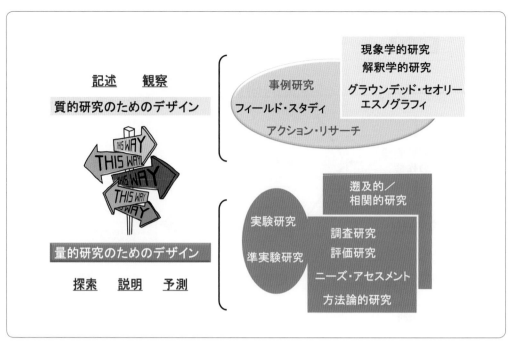

図9　2つの研究デザイン

　実践とともにある場合，仮説検証的な営みも同時に生じます．この場合には，量的データを計画的・積極的に収集することで量的研究の要素も取り込んで検討していくことになります．

　また事例研究のような記述的研究において求められることに，研究過程における場面や状況の描写があります．場面や状況の描写は，研究対象を部分に崩さずに論じていくために重要なことで，対象の全体像を多くの人たちに認識・理解してもらうための要のデータ表現ともなります（プロセスレコードなど）．また事例研究では，しっかりとした文献に裏づけられた十分な検討が求められます．事例研究においては，このことが信頼性の保証となります．文献を伴った事実の分析によって理論的対話が可能となり，一般化や普遍化に向けて，新たな知見を生み出していく根拠ともなるのです．

　臨床においては，少数事例の分析を行っていく際に，その信頼性を保証するためにビッグデータ（臨床例の文献）を使用して研究を進めていく方法として，システマティック・レビューという研究手法があります．それに関しては本章のコラムで具体的に述べます．

フィールド・スタディ

　フィールド・スタディは「現場研究」とも訳され，研究対象が普段どおりに生活している実際の現場に，研究者自らが実際に出向いてデータを収集（観察，面接，記録文

書など)し，そこに潜む本当の問題や状況を理解し，分析しようとする研究のことです．フィールド・スタディでは，構成的な観察や面接は行われず，フィールドワークを通した自由な対話(非構成的面接)のなかで生じた研究者自身の主観的な判断を大事にし，あるがままの現実のなかから新しい発見を導き出そうとする営みを重要にします．その意味で，フィールド・スタディでは，データ収集とデータ分析は同時的・継続的に行われます．

一般的に，フィールド・スタディは次のような5つの段階をたどって実施するのが一般的です(Section 6 のコラム → 124 頁参照)．

第一段階：フィールドワークの場を設定する(研究対象としてふさわしいかの下見調査)
第二段階：研究対象とする個人や集団と親しくなる
第三段階：集団のなかの一成員としての役割を担う
第四段階：データを収集・分析する
第五段階：現場を離れる

アクション・リサーチ

アクション・リサーチは，1940〜50 年代前半にかけて，クルト・レヴィン(Kurt Lewin)によって提唱された実践的問題を解決していく過程で使用される研究手法です．社会学や教育学，看護学などの領域を中心に，この研究手法が多く使用されています．アクション・リサーチでは，実践過程の相互のやり取りが強調され，研究(research)，実践(action)，訓練(training)の3つの柱が相互に補足し，作用し合って研究が進められます．

アクション・リサーチにおけるデータ収集は，観察法が最も重要な手段ですが，その他，面接法，質問紙法なども，状況に応じて効果的に用いながら，総合的に接近することが求められます．アクション・リサーチでは，研究の実施と，実践での改善策が，相互循環的に応答して進んでいくことが特徴です．

アクション・リサーチの過程は，まず現場を観察し分析することによって「気づき」を抽出し，練り上げ，解決すべき課題として具体化(plan)する段階をとります．そして，改善の工夫を立案し，実施(do)し，効果を導く段階に移ります．最後は，評価・考察(see)する段階です．もちろん，実際には，すべてがこの過程をたどるわけではありません．この過程は，看護の実践場面では，日常的にたどっている思考過程であるといえます．その意味では，日常的に行われている看護介入の記録そのものがアクション・リサーチにつながる成果ともいえます．

現象学的研究

現象学とは，20世紀初頭にフッサール（Edmund G. A. Husserl）が提唱した哲学的立場のことです．現象学的研究とは，抽象的で人間の経験を扱うことができない実証科学に対して，人間の意識や感覚などの実態「事実そのもの〔生活世界（lebens welt）〕」に戻り，当たり前と思っていることを意識の上にのぼらせ，すでに理解していると信じていることを検証する手法で行われる研究です．

フッサールは，現象学的な研究手法として現象学的還元（phenomenological reduction）という方法を提唱しました．現象学的還元とは，面接やコミュニケーション，手紙，日記など，経験を記述するさまざまなデータについて調べ，内省的な対話を念入りに行い，日常生活のなかで当たり前とされていることのなかで，重要なことは何かについて批判的意識を高め，表現する反省的過程です．その方法として，「カッコづけ（bracketing）」，「把持（retention）」，「反省（reflection）」，「純粋直観（intuition）」などがあります．フッサールは，この方法によって20世紀初頭，生命・人間諸科学が陥っていた行き詰まりを打開できると考え，現象学を科学一般の根本的な改革を促す思想運動にまで高めました．看護学分野では，ケアリングに対する考え方，健康な生活経験に対する考え方などが研究の対象となっています．この種の研究には，研究者自身の忍耐と訓練が必要となり，文学的技量と独創性に研究の真価がかかってくるといわれています．

解釈学的研究

解釈学的研究とは，社会的・歴史的文脈のなかで，人間の内的意識や精神的側面に関心を向け，パターン化された意味や文脈に折り込まれた意味の解釈をする質的研究手法です．解釈学的研究の方法は，解釈は常に仮説であり循環の過程（全体から部分を，部分から全体を理解しようとする過程）で修正されるという解釈学的循環の方法により，新たな深い意味を常に追求していくことができ，理解に到達できるという立場に立ちます．

解釈学的研究を実施していくためのデータ収集・分析法として①現場での集中した，長期にわたる参与（participation）を行うこと，②フィールドノート，そのほかの記録による証拠（メモや各種の記録，看護者の集める事例，音声テープ，ビデオテープなど）によって現場で何が起きているかを丹念に書き留めること，③現場で得られた記録によるさまざまな証拠を考察したうえで，全体を鳥瞰する分析的図式，要約の表，記述的統一などに加え，詳細な記述〔物語の小作品（narrative vignettes）やインタビューからの直接引用〕をすることの3つを満たすことが求められます．

解釈学的研究における観察は，一定の理論をもって現場に臨むというよりも，現場で帰納と演繹の間を絶えず往復し，観察を進めながら同時に理論を発見しようと努め

ます．暫定的理論は証拠によって変更されえます．現場での観察者による(対象の)理解，さらに観察者の組織の変化に応じて，探究の具体的な形が再解釈，再構成されることもあります．

グラウンデッド・セオリー

　グラウンデッド・セオリーとは，あまりに抽象的な概念を強調する広範囲理論指向への反動と，これまでの過剰な数量的研究重視からの脱却を目指して，データを系統的に収集・分析して理論を生成する過程(帰納的推論)に焦点を当てた考え方に基づいて，社会学者のグレイザー(Barney G. Glaser)とシュトラウス(Anselm L. Strauss)によって理論化された質的研究手法です．

　この研究手法の捉え方は，「人間の行動は基本的社会過程(basic social process)の結果であり，個人は社会集団の一員として自分自身に対する解釈を他人のそれと合わせ，さまざまな状況のなかで共有された意味や価値観に基づいて行為する」とする，シンボリック相互作用論(symbolic interaction)を基礎にしています．グラウンデッド・セオリーにおけるデータ収集は，フィールドワークによって行われます．データ収集は分析と並行して行われ，絶えず入ってくるデータと過去のデータを突き合わせて比較し，それらの類似点や相違点を比較検討し，コード化，クラスター分析，カテゴリー化を繰り返し行っていきます(理論的標本抽出)．そのためには，用意周到な面接の蓄積，詳細なデータの系統的蓄積が求められ，さらには研究者自身の高い観察・面接技術が求められます．

エスノグラフィ

　エスノグラフィとは，フィールドワークによって行われた研究，あるいは，その成果として書かれた報告書という意味です．エスノグラフィにおけるフィールドワークとは，文化人類学や社会学において，研究者がある地域・社会に入り込んで(多くは住み込んで)その地域や社会を通して何かを把握し理解しようとする営みです．フィールドワークでのデータ収集は，参加観察法によって行われます．参加観察法は，文字どおり「参加しつつ観察する」方法で，対象と同じ場に身をおいて，自らの体験を分析・記述の基礎とします．この方法は，実験室のなかの対象を研究者が外から観察するのではなく，研究者と対象との間に生じた相互作用を，あえて排除しないことで，対象の視点から見た，ありのままの現実を捉えるために実施される手法です．またフィールドワークでは，面接調査も併せて行われることがあります．この場合に実施される面接の手法は，質問項目をあらかじめ決めないで対話のなかで広げていく「非構成的あるいは半構成的面接法」という方法で行われます．

　こうした方法が多用されるようになった背景には，「量的調査」(多数の対象から質問紙によって引き出した回答を統計的に分析する方法)や文献資料のみに基づいた研

究の限界論に対する批判があります．質的調査のように，少ない事例であっても，詳しく分析することによって，また，社会的文化的あるいは心理学的な問題について，できるだけ多くの要因間の関連性を分析し記述することによって，本当の意味での対象理解につながるのではないかという期待があります．しかし，このような質的調査は，研究者個人の体験をデータ源とするため，当然対象の数は限られますし，研究者の主観になってしまい一般化できる結論を導き出せないとの批判もあります．研究者が自身の立脚点と方法論を十分に意識して研究を実施していくことが肝要です．このような問題点をふまえ，レイニンガー（Madeleine M. Leininger）は，民族看護学として新たな方法を提案しています．

実験研究

　実験研究とは，「AならばBである」ことを証明するために，Aを変化させ，その結果Bがどのように変化するかを操作的に調べる目的で行われる研究のことです．ここでAを「独立変数」，Bを「従属変数」と呼びます．実験研究においては，独立変数は，主に研究者が操作（実験的操作）可能なものとして規定しておくことは最も大事なことです．また独立変数，従属変数ともに，検証にあたっては，尺度（名義尺度・順序尺度・間隔尺度・比率尺度）で捉えられることが必要です．実験研究は，複雑な現実の世界の断片を取り出し，少ない変数に限定して，その関係性を実証していくことになります．そのためには，実験の結果が，本当に研究者が捉えたいことを反映しているのかについて，以下のように，計画上考慮すべきいくつかの注意点があります．

●操作上の定義の必要性

　「不安」「恐怖」「イメージ」「痛み」など，看護学で測定したいものは，その多くが概念であり，研究者側で定義しなくてはなりません．心理学や社会学の分野で使用されている各種の尺度がありますが，それで何が測れているのかは，はっきりと位置づけておく必要があります．そのためには，変数はしっかりと定義しておく必要があります．

●実験（experiment）群と統制（control）群

　実験群は，無作為に選定される（無作為化）必要があります．設定された実験群と，独立変数を操作しない場合の統制群を比較・検討することで，仮説の検証を行います．

●盲検法（blind test method）

　実験者が知らず知らずのうちに，実験中に被験者に情報を送ってしまう危険性があ

ります．それを防ぐ方法として，実験計画者(予測しうる結果を知っている人)が実験をせず，別の人物が実験をすることがあります．あくまでも実験者は条件の結果については知らないことが必要です．

● 偽薬(placebo)効果

「ある薬を飲むと，視力が上がる」ということを実験で調べる場合，「薬を飲む」「飲まない」の2群の比較実験をする必要があります．ところが，このような場合には「私は薬を飲んだ」という一種の暗示にかかり，成績が上昇することもあります．これらを判別するために，何の効果も示さない偽薬を設定して，統制群とする必要もあります．

● 妥当性(validity)と信頼性(reliability)

「測ろうとしているものを測っているか？」(妥当性)，「測ろうとしているものを正確に測っているか？」(信頼性)について，手続きをふんで確認しておく必要があります(「信頼性と妥当性」の項→69頁参照)．

● 倫理的な問題

事象を操作的にコントロールし，要素化して捉える実験的研究の営みは倫理的に看護研究になじみにくいという意見もあります．しかし，看護学の科学性を高めるためには，実験研究の必要性は不可欠です．実験の結果が看護実践と乖離しないような実験研究の実施が求められます(Section 7「研究倫理」→128頁参照)．

▌ 準実験研究

看護研究において，看護実践で行われたケアの効果を検証していくことは，きわめて大事です．しかし，看護の対象が人間であることから，厳密な意味での実験的な操作を加えることは困難です．そこで，実験的な操作は行うが，統制群の設定や無作為化については，対象の臨床状況や倫理上の問題に配慮して変数間の関係性を予測・説明しようとする研究が，臨床での看護研究ではよく行われます．このような研究を準実験研究といいます．

準実験研究では，通常のケアを実施する群を「統制群」，実験的ケアを実施する群を「実験群」とし，ケア前後の両群の変化の状況を比較することによって検証するような方法をとります(通常ケアと実験的ケアとの比較)．つまりケアをまったくなくしてしまうような統制群の設定を行わないことが重要なのです．もちろん，実験群の対象者には，十分なインフォームド・コンセントが求められることはいうまでもありません．また，明らかに通常のケアよりも改善された実験的ケアを実施するのにもかかわらず，あえて通常のケアを実施する群を設定するのも倫理上きわめて問題があります．

その場合には，統制群の設定はせずに，実験群のみの前後の変化の状態で，実験的ケアの評価をする(単一集団での実験操作前後の比較)場合もあります．看護介入を犠牲にして，研究の営みが先行するような研究計画は，立てるべきではありません．

遡及的／相関的研究

　遡及的／相関的研究は，疫学的研究の代表的な手法で，特定の集団内における，健康に関する状態またはできごとの分布と決定因子を究明し，その成果を健康問題の対策に応用するために行われる研究です．遡及的／相関的研究は，主に横断研究(cross-sectional study)，ケース・コントロール研究(case-control study)，コホート研究(cohort study)の3つのタイプに分けられます．

　横断研究は，集団の無作為標本によって実施されるのが通常で，研究対象者は，ある一時点の集団健診を受けたなかから無作為に抽出され，健康の様相が評価されるか，または考えられる病気の原因もしくは疑われるリスク要因などの仮説が検討されます．ケース・コントロール研究は，特定の症状を有する患者たち(ケース群)の，過去のリスクへの曝露の歴史について，年齢や性などの点でケース群と似ている，特定の症状がない人々(コントロール群)と比較する研究です．ケース群とコントロール群との間で異なる点，ないしリスク要因について検討するために統計的に解析されます．特にケース・コントロール研究は，ケースの数が少なくても実施できるので，まれな(健康)状態についての仮説検定のためにすぐれた方法です．横断研究やケース・コントロール研究は，後ろ向き研究(retrospective study)と呼ばれ，疫学研究で使用される典型的な遡及的／相関的研究です．

　一方で，コホート研究は，縦断的研究(longitudinal study)の手法をとる前向き研究(prospective study)として行われます．つまり，疑われるリスク要因に対し，異なった曝露水準にある諸個人が特定され，相当な期間，普通は何年間かの継続的な観察で健康状態の発生率が測定され，曝露水準との関連で比較されます．これは横断研究やケース・コントロール研究より頑健な研究方法ではありますが，長期間かつ多人数の対象が必要とされるために費用もかかります．

調査研究

　調査研究には観察法，質問紙法，面接法などがあります．調査研究では，十分な文献検討をふまえて，研究対象となる事象や現象のなかに潜む概念や問題を整理したうえで，データを量的に記述し，あらかじめ設定した変数間にどんな関係性があるか，または，そのなかに潜む新しい変数は何かについて究明していく研究です．調査研究を実施していく過程においては，文献検討の段階で，概念間の関係性をはじめから仮説として設定しすぎないように注意することが肝要です．むしろ調査研究の場合は，量的データによって得られた結果を前提に変数間の関係性を捉え，研究対象となった

事象や現象の全体構造を明らかにしようとするものといえます.

　特に，データ収集やデータ分析は統計的な前提に立つことから，標本抽出法に基づくサンプリングに心がけ，また，観察項目や質問項目，面接項目の設定においては，統計分析の方向性を十分に見据えた無駄のないデータ収集が求められます.

評価研究

　評価研究とは，行っている看護ケアのプログラムや手順，方針が，対象に対して有効に機能しているかどうかを明らかにしようとする研究です. 評価研究では第一段階として，評価の対象となっている看護実践の目標や目的をはっきりと把握することから始めます. つまり，何の目的で実施し，うまく実施できたとするとどのような効果が得られるかについて，明確にしておくことが必要です. 第二段階として，その目標達成の程度を測る手段を得なければなりません. 必要があれば，それらを把握するための測定手段を開発する必要があります. 第三段階として，それらの測定手法に従ってデータを収集します. 第四段階として，収集されたデータの分析と解釈を行います. 看護実践の場においては，日々，実践の技術を向上させていく使命があります. その意味からも，このような研究の営みはきわめて重要な取り組みです.

　評価研究には，プロセス・アナライズ(特に手順を評価するもの)や，アウトカム・アナライズ(得られる効果の範囲を評価するもの)，インパクト・アナライズ〔主要な要因の効果を評価(実験研究によって行われる)するもの〕，コストベネフィット・アナライズ(効果が金額に見合っているかを評価するもの)などの研究が挙げられます.

ニーズ・アセスメント

　ニーズ・アセスメントとは，看護実践の引き金となった「ニーズ(基本的理由または原因)」を分析・相互比較し，望ましい実践の方向に提案を行うための体系的アプローチです. 直面する問題・課題の規模，状況，深刻性や重要性を具体的に規定するとともに，看護実践の対象者も明確にする必要があります.

　たとえば，「外来での患者指導」に関するニーズ・アセスメントを考えてみると，①外来での患者指導におけるニーズは何か，②何が問題なのか，③対象者はどのような人か，④対象者は何を望んでいるのか，⑤指導の仕方や重要性はどうか，⑥指導の結果どのような効果が期待できるか，⑦なぜその指導が必要か，⑧指導としての実現可能性はなどの事項について，調査が実施されます. データ収集の手段としては，看護師や患者に対する面接や質問紙による方法や，対象を限定して直接観察する方法，あるいは，既存の統計資料を用いて分析する方法などが考えられます.

　患者ニーズのアセスメントは看護実践の基本であり，これらのニーズを正確に把握し，反映した看護実践が，真の意味での科学的看護実践といえるでしょう.

方法論的研究

　方法論的研究（尺度開発研究）とは，研究対象を説明していくために必要なデータを得るための研究用具や研究技法の開発や検証・評価を目的として行われる研究で，看護研究を看護学の視点から究明していくためには，重要な研究分野です．

　看護学の研究対象は，とりわけ複雑性の高い，人間の健康現象を相手にします．そのため，看護の視点でこれらをどのように捉えたらよいかは，測る方法がない以上，客観的に表現できずに，きわめて科学性の薄い分野として扱われてきました．しかし最近では，複雑系の事象や現象を処理できるような数学的・統計学的手段（多変量解析など）の研究が進み，測定可能な対象となってきました．方法論的研究によってつくり出された測定用具の効果性は，それらが次の研究に測定指標として使用されることによって，さらに新しい研究手法を切り拓いていくことになります．

　具体的な研究例としては，ソーシャルサポートの有効性と強さを知るための測定用具である「人的資源質問紙（PRQ）」や「ノーバックの質問紙」あるいは，「セルフケア・エージェンシー・スケール（SES）」などが挙げられ，これらの指標は，その後の看護実践・研究の進歩に多くの貢献を果たしています．

研究計画の立案

　研究計画の立案とは，十分な文献検討と，妥当な研究デザインの選択が済んだうえで，実際に研究を実施していくための具体的な過程について明文化しておく作業のことです．研究計画の大枠は，「研究タイトル」「研究動機」「研究の背景」「研究対象の捉え方（概念枠組み）」「研究の意義」「研究方法」，そしてそれらを行っていくための人的資源や必要な時間と経費，倫理的な配慮などで構成されます．

研究タイトル

　研究タイトルは，研究の「顔」に相当し，最も大事な部分の1つです．研究タイトルが新しい知見の存在を予期させるような魅力的なものでなければ，誰も目を留めてくれませんし，一般化に向けた営みとしては，最初の段階でつまずいてしまうことになります．タイトルのつけ方には，いくつかのコツがあります．1つ目は，研究の内容を忠実に表現するための方法として，当該研究で挙げられたキーワード（たいていの場合には3〜5個くらいで，シソーラスで統制している言語を使用することが原則）をうまく組み合わせて，新しい発見をクローズアップできるようにする方法です．2つ目は，簡潔明瞭で，長すぎないタイトルを工夫することです．とかく研究タイトルは，説明的で，長いタイトルになりがちです．主張したい新しい発見を一言で言いきれるような最善の努力が求められます．そのためには，副題を効果的に利用するや

り方もあります. 主題は, 多くても 20 字前後にとどめておくべきでしょう.

研究動機

研究動機は, 研究者が現実の複雑系の世界のなかで, 何を新しい発見の源と感じたかの, 経験上の根拠を明らかにする部分です. 研究という営みが始まると, どうしても実際の現実世界との関係が意図的になってしまうので, その前段階の動機の部分を明確に記しておくことは, 当初の「ひらめき」を維持・発展させるためにも大事なことです.

研究の背景

研究の背景は, まさに文献検討(勉強した成果)のまとめといってもいいでしょう. 研究の動機で得た「ひらめき」の所在をはっきりとさせ, 何が明らかとなっていて, 何が明らかとなっていないかを, しっかりと認識しておく手続きの部分です. このことが, 研究の新規性を位置づけ, 研究していくうえでの価値を引き出すことになります.

研究対象の捉え方(概念枠組み)

研究対象を, どのような視点で捉えるかは重要です. 研究者の捉え方によっては, データの質そのものが変わってきてしまいます. 特に質的研究などにおいては, あまり前提をもたずに新しい発見に導くことが求められるので, 捉え方の前提は, 既成の概念にとらわれすぎないことが重要となります. しかし, 量的研究の場合には, 現象の構造化や仮説の検証に向けた研究を実施するために, 研究対象の見方をはっきりと規定しておく必要があります. そのために, 既存の理論的枠組み(概念枠組みを代表とするモデルの設定)をあらかじめ規定しておく必要があります.

研究の意義

看護研究であるならば, 明らかにした研究成果が, 看護の実践にどのような形で役立つかを明確にしておく必要があります. 看護学にとって, 当該研究の実施がいかに重要な営みであるかを, しっかりと位置づけておきましょう.

研究方法

どのような方法でデータを収集し, それらをどのように分析するかは, 研究の本質部分です. この部分の詳細については, データ収集, データ分析の項に譲りますが, 計画書では主に, 当該研究で明らかにしようとしていることが, 明示された方法で本当に妥当な結果を得ることができるのかについて評価されます.

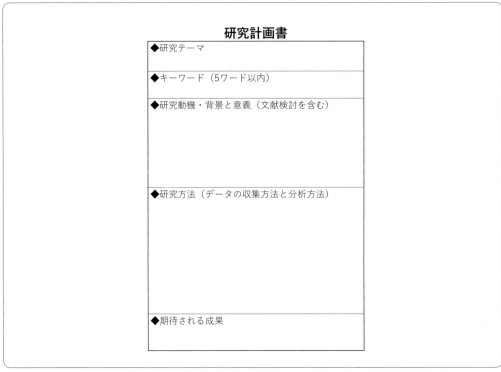

図 10　研究計画書のフォーマット (例)

　そのほか，本当に研究が実施できるのか否かについては，いくつかの条件が求められます．まず，研究の実施には資金が必要となります．絵に描いた餅にならないためにも，かかる経費の試算はしておいたほうがいいでしょう．また，看護の研究では，どうしても人が対象となりますので，プライバシーや人権などの倫理的配慮が求められます．倫理を無視した研究の実施にならないように心がけるようにしてください．

　図 10 として，研究計画書のフォーマット (例)を示しておきます．

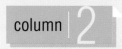

「コレは！」と思ったケアを整理・分析する（研究計画の選定）

　私が看護研究を始めてから 30 余年経ちます．その間には，多くの看護研究と巡り会いました．特に臨床家たちの看護研究発表会に参加するなかで，私は多くのことを学びました．きっとこの 30 余年間で 1,000 を超えるほどの臨床看護研究にふれてきたと思いますが，それらのなかには，嫌々まとめた（まとめさせられた？）もの，一所懸命取り組んだが空中分解してしまったもの，妙に形式にはまっていてきれいにまとまりすぎているものなど，さまざまなものがありました．

　なかには，私の研究心を沸き立たせてくれるエネルギーをもっているものも少なからずありました．たいていの場合，それらは荒削りで，決して研究の形式にピッタリとはまっているものではありませんでした．しかしそれらは，臨床家（＝研究者）が，現場でつかんだ事実から得た実証的なデータを真摯にまとめて，リアルな臨床の実態から，未知の科学を彷彿とさせてくれるようなワクワクするようなヒント（仮説）を感じさせてくれるものでした．私は，そのような研究は，看護学の「原石」と感じています．その原石をみつけ出す大事な過程が臨床での看護研究にはあるのです．

　科学的な研究の過程は，Section 1 で示しましたが，2 つの段階に大別されます．質的研究の段階と，量的研究の段階です．そうです！　科学的な研究とは，まずは「観察」によって，目の前にある事象や現象をじっくりと見極めて整理する質的研究から始まるのです．この段階で重要なことは，「観察」したことを，他人に，きちんと伝達できる形（データ）にして残すことです．そのうえで，先人たちが蓄えた知識と，しっかりと対話させることが必要です．

　この営みこそが他者に伝達するための重要な手段となります．もちろん，事実をしっかり記述し，十分に文献検討を行ったうえでのことです．思いつきで語ってはいけません．単なる経験に基づく「お話」のみでもいけません（このような研究を私は「家

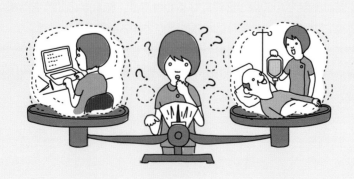

政婦は見た！」研究と称します）．疑問に思った観察事象を，文献から読み取り，語り，記述する努力をすることが必要なのです．文献によって得た知識と，自分の目の前にある現実を，あきらめずに繰り返し問答することが研究にとって大切な「気づき」に結びついていくのです．この段階は「原石」発見の第一歩です．

このような科学的な研究過程の第一歩の段階を帰納的推論の段階ともいいます．つまり帰納的研究とは，観察すべき事象のなかに入って，じっくりと分析的営みを行うことです．そのためには，多くの人たちにその営みを理解してもらうための，しっかりとした研究の方法論に基づいた整理が必要となります．研究を進めていくうえでは，その方法論がきわめて重要です．これらの方法論には，分析的帰納法（analytic induction）に基づいた観察による事例研究やアクション・リサーチ，あるいは，フィールド・スタディを基本に，観察対象からデータを収集する現象学的方法論や解釈学的方法論，あるいはエスノグラフィやグラウンデッド・セオリーなどの方法があります．方法論をしっかりとふまえてこそ，研究デザインが決まり具体的な研究計画が検討されることになります．

原石が本物であれば磨けば光ります．その光が臨床における未知なる事象を照らしてくれます．本物かどうかを見極めるためにも，磨いてみる必要があります．科学的な研究過程において，原石を磨く（仮説を検証する）過程が演繹的推論です．しかし，すべての帰納的推論の営みが次の段階である演繹的な推論へと移行できるわけではありません．

演繹的推論の段階においては，決められた作法に則った方法論によって研究が行われていくことになります．その方法は「調査」と「実験」に大別できます．調査研究は，あるがままの実態を構造的に把握し，仮説を統計的に検証する方法で行われます．そのためには，膨大な時間と労力が必要となることが多いです．実験研究は，複雑な現実から，仮説として設定した検証可能な事象のみを取り出して，意図的に事象のあり方を変えながら，その関係性を見極めていきます．双方ともに，仮説を検証するためには，目的に応じた「サンプル数の多さ」が大きな決め手となります．そこで，このタイプの研究には統計学の知識が必要になるわけです．統計学の知識をうまく使えば，仮説である原石の輝きを浮き彫りにすることができるのです．

新しい原石をみつけ出す営みが質的研究，決まった科学的な作法に従って磨き上げる営みが量的研究です．研究計画の第一歩は，自身がどの時点に立っているのかを見極める作業から始まるのです．

文献検討

　文献検討をしっかりと行うことは，研究を実施していくための基本です．文献検討により，既存の研究成果の範囲を確認でき，これによって取り組もうとしている課題が，これまでの研究成果のどこに位置づけられるのか，どの部分が明らかとなっていないのか（演繹的研究においては「概念枠組み」の明確化や「仮説」の設定），あるいは何が新しいのかを明確にすることができます．

文献検討

　文献検討は，取り組もうとする研究において，どのような研究方法やデザインを選択することが最良であるかを示唆してくれます（**図 11**）．さらに，この営みが何よりも研究者にとって大きな収穫となるのは，それまでの研究成果にない新たな気づきや発見が促されることです．文献検討を怠ると，当該研究の新規性の位置づけが曖昧となり，一般化に向けた議論の焦点がぼやけたものになってしまいます．文献検討が十分に行われていると，研究論文として仕上げていく際に「はじめに」や「考察」の部分がとても説得力のあるものになり，信頼性のある研究として受け止められます．

文献検索の手順

　文献検索は，まず研究対象となる事象を一般的知識のなかから多角的に検索してみることから始めます．そのためには，各学術分野の事典や辞典（言葉の意味を確認するため）などで，研究対象となる事象を表現するための用語を確認しておくことが肝要です．書店に並んでいる関連書籍や雑誌などを，看護学の領域に固執せずに探ってみることも，新たな発見を生み出すよい機会となります．

　次に，研究対象領域に関連する看護学の文献を探します．そのためには，文献検索データベース（二次資料）を有効活用することが効果的です．データベースは，書誌媒体やインターネットを通じたオンライン媒体が中心となります．これらによって，目的の文献を効率的に探し当てることができます．データベースから得られる内容は，研究タイトル，研究者名，掲載誌名，掲載年，研究の概要を表した200字程度の抄録などです．収集された文献情報から当該研究を実施・遂行していくために必要と思われる文献を絞り込んだうえで，原論文（一次資料）のオリジナルペーパーを手元に置いておくとよいでしょう．

　取り寄せられた原論文は，ざっと通読して，さらに論文を仕上げていくために必要となる文献のみに絞り込みます．絞り込んだ文献は，じっくりと読み込んで（文献クリティーク），本論を展開していくための基本となる「序論」や「考察」などの部分の展開に使用できるように，文献カードなどに自分の言葉で要約し，まとめておくことも重要です．

看護研究のための文献

　看護研究のための文献収集では，看護分野のみの文献に固執せずに，周辺学問領域の関連文献も確認しておくことで，かえって看護独自の位置づけを明確にすることもできます．また図書館などを利用して，近接領域の専門用語との比較や，関連の専門知識に関わる資料などに目を通すことも大事です．一方で，インターネットが普及し

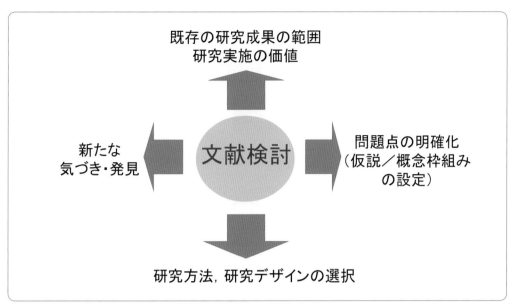

図11　文献検討の意味

ている今日，容易に情報を得ることができるようになっています．しかしインター
ネットから得られる情報の一部は，その信憑性や信頼性が疑わしいものも多く含まれ
ています．そこで，その使用にあたっては，利用者の確かな判断が求められます．イ
ンターネットを通じて，看護文献のための二次資料や，オンライン・ジャーナルなど
の一次資料の提供も始められています．二次資料などは，無料で検索可能なサイトも
多くあります．これらを有効に活用することで，最新の文献により早く目を通すこと
が可能となっています．

インターネットでの Web 検索エンジン

　インターネットに公開されている情報を効果的に利用するために，多数の検索エン
ジンが準備されています．検索エンジンとは，インターネット上の情報を蓄積し，そ
れらの情報を提供しているサイトです（**図12**）．

　代表的な Web 検索エンジンは，Google Scholar（https://scholar.google.co.jp/）です．
このサイトは，一般的に使用されている Google サイトとは異なり，主に学術用途で
の検索を可能としており，論文，学術誌，出版物の全文やメタデータにアクセスでき
ます．さらに，ネット上の同一論文をまとめて表示できます．また，2011 年からは，
Google Scholar Citations（https://scholar.google.co.jp/intl/ja/scholar/citations.html）が
一般公開されており，学術文献の著者プロフィールとともに，関連する著作物を一元
的に管理するサービスも行われています．

　日本の文献で最も大きなデータベースの1つに国立情報学研究所が運営・管理す
る CiNii（Citation Information by National Institute of Informatics）があります．これ

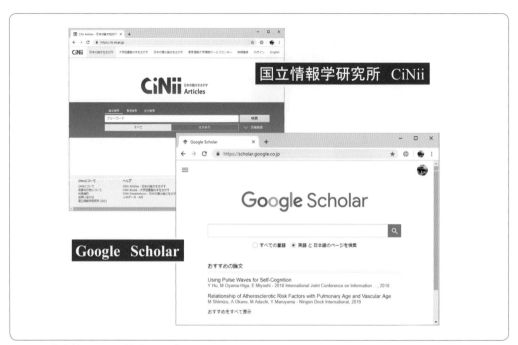

図 12　代表的な Web 検索エンジン

はオープンアクセスの二次資料データベースです．この検索エンジンも看護に限らず
すべての学問からの情報を得ることが可能なので，どの分野で，どのような研究がな
されているかを探索するには手軽で便利に活用できます．

　検索エンジンでの検索は，検索しようとする用語が，インターネット上のホーム
ページで，どのような形で使用されているか，あるいは，どのような分野で使用され
ているかなどが即座にわかり，情報取得の窓口として必須のものです．

医学中央雑誌の検索ページ

　Google Scholar や CiNii が学術分野を限定せずに広く使用されるのに対して，医
学中央雑誌（医中誌）は，医療系の課題に関する看護文献を検索するには，きわめて有
用な二次資料です（**図 13**）．看護研究の対象は，心理・社会・地域・経済・生活・環
境などの分野に関わる文献が必要となる場合が多くあります．医学中央雑誌では，あ
くまでも医療系の文献の情報検索を行っていることを十分に念頭において利用すべき
でしょう．検索方法として，キーワード，シソーラス（医学用語辞書），著者名，所属
機関，収載誌名などがあります．検索は，単語を入力して検索するほかに，キーワー
ドを組み合わせた絞り込み検索などができます．詳しくは解説書をお読みいただき，
効果的な検索を行ってください．

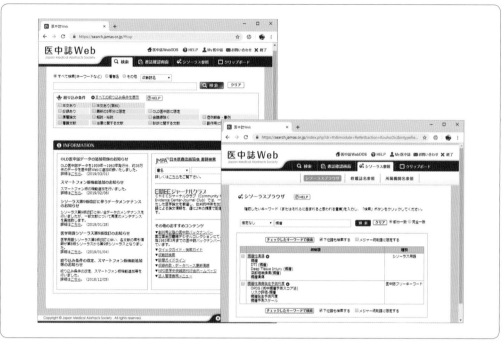

図 13　医学中央雑誌の検索ページ

CINAHL の検索ページ

　CINAHL（Cumulative Index to Nursing and Allied Health Literature）は，1961 年から米国で出版されている文献情報サービスです（**図 14**）．この検索サービスは，看護，介護，理学療法，作業療法，言語療法などを中心とした保健医療分野の文献を中心にデータベース化していることから，看護分野の研究を行う際の二次資料としては最適なものです．検索項目が多彩なことから，いろいろな条件を組み合わせながらの検索が可能で，目的の文献を効果的に探し当てることができるように準備されています．

　現在では，インターネット上でのオンライン検索（http://www.cinahl.com/）が主流で，広く保健医療福祉分野の二次資料として使われ始めています．CINAHL も，医学中央雑誌と同様にシソーラスによりキーワード管理されています．検索の際には，シソーラスによる用語の確認を行って，効果的に利用してください．

シソーラス

　シソーラスとは，情報検索システムにおいて用いられる統制用語の一覧表のことです．もともとギリシャ語の「宝庫，倉庫，宝物」を意味する言葉に由来し，情報検索技術の研究が深まるにつれて，情報検索の分野では統制語辞典の意味で用いられるようになりました．シソーラスは，コンピュータによる情報検索が進むにつれて，文献上

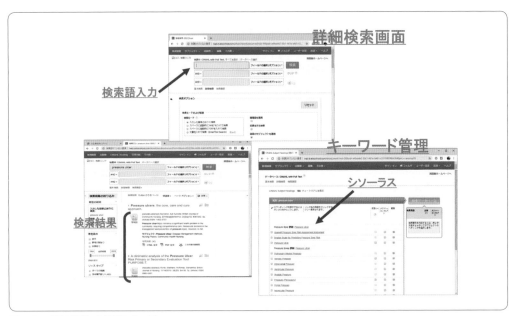

図 14　CINAHL の検索ページ

の用語の標準化，文献情報記録の際のキーワード統一，検索の手掛かりの統制に用いられています（**図 15**）．

　シソーラスをわかりやすく言い替えると，類語辞典になります．つまりシソーラスは言葉関連，特に関連用語の検索を行う際に活躍します．たとえば「父親」を検索する際に，「父」「パパ」「お父様」は呼び方は異なっていますが，意味は同じです．言い方が違うだけですから，このとき「父親」から「父」「パパ」「お父様」を導き出してくれるのがシソーラスで，シソーラスを使用することで，「父」とか「パパ」とかいうのも「父親」と似たような意味であることを知ることができます．目的の文献を得るためには，シソーラスの検索語管理の方法を認識し，論文のキーワード設定なども含め，上手に使いこなす必要があります．

MEDLINE の検索ページ

　MEDLINE は医学分野で世界最大の文献データベースです．1966 年から NLM（米国国立医学図書館）でデータ収集が始まり，現在毎月約 3 万件の文献が新たに追加され，米国を中心に約 70 か国から，900 万件を超える文献が収録されています．MEDLINE は，多くの検索会社から無料でデータベースが提供されています．

　無料の MEDLINE 検索は，米国の Health Gate の提供する Free Medline と NIH（米国国立衛生研究所）の提供する PubMed（https://www.ncbi.nlm.nih.gov/pubmed）が有名です（**図 16**）．これ以外にもいくつかのサイトがあります．代表的なサイトには，Health Gate（https://www.healthgate.com/），Medscape（https://www.medscape.

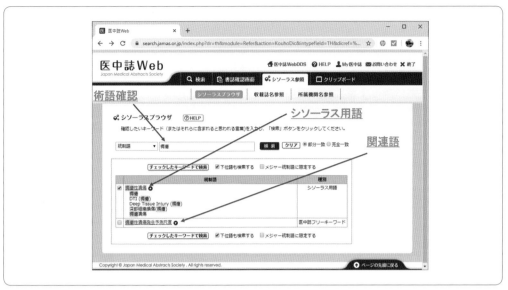

図15　シソーラスとは

com/），SilverPlatter（http://www.silverplatter.com/），Ovid（https://www.ovid.com/）などがあります．

大学図書館や看護関連団体のホームページの利用

　看護系大学図書館のホームページを利用することで，看護関連の文献検索を効果的に進めることもできます．大学の開架図書のキーワード検索ができるほかに，「オンライン・データベース」では，看護関連の二次資料データベースのリンクやオンライン・ジャーナルなどのリンクなどがあります．ただし，一部のデータベースの使用にあたっては，学内使用のみになっていますので，学外からでは利用できないものもあります．

　また「関連リンク」では，日本看護協会や看護系大学協議会のホームページ，NAC-SIS-CAT（大学図書館・短大・高等専門学校などの図書館の所蔵図書の紹介ページ）など，看護関連団体や関連機関などのホームページのリンクなどが準備されています．事例など，ケーススタディを索引する場合には専門職の資料を活用すると大きなヒントが得られる場合があります．

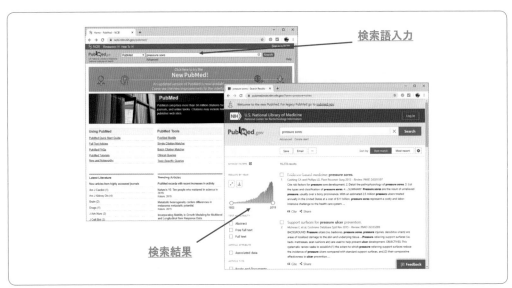

図 16　PubMed の検索ページ

クリティーク

　クリティークとは，研究実施のために参考とした文献の分析的評価のことです．取り組んでいる研究の価値を高めるためには，手にした参考文献はしっかりと読みこなす必要があります．そのためには，やたら批判的にならずに，著者の立場に立って進歩的な方向性を見出しながら読んでいくことが，ひいては自分自身のためにもなります．特に質的研究の場合には，論文に記述されている内容だけでは，なかなか研究者の真意が伝わりにくく，否定的にデータを解釈してしまうことも多くあります．

　クリティークの際には，「独りよがりの解釈や欠点探しは避けて明解な手本を示す」「将来の発展を見出す」「研究の可能性と限界を見極め今後の展望を発見する」「研究者が気づかなかった点を見極める」「否定的な意見は，研究者の立場に立って意見を述べる」「研究の全般にわたって評価する」など，できる限り客観的に読むことを心に留めて，やたら批判的にならず，当該論文のよい点を前面に出して読むように心がけましょう．

　なお，クリティークの視点には，質的研究に対するものと量的研究に対するものの2つがあります．質的研究の場合には，研究対象との関わりを通して，新しい見方・考え方の発見に至ることから，研究過程の正確な描写と，その過程で収集したデータの信頼性・妥当性が重要となります．具体的には，全般的な事項として，

　①研究を進めるにあたっての対象となる現象の特質・設定
　②どのようなデータをどのような方法でとるかの判断

③研究の対象となる現象への関わり方

④得られたデータの信頼性と解釈の方法

　などの視点が重要となります．個別の事項としては，①使用された分析方法は適切か，②研究当初の意図，および分類スキーマの説明とその根拠は適切か，③分析が進んでいく過程の描写が記述されているか，④分析が焦点化しすぎていないか，⑤データ収集方法の妥当性とデータの信憑性，⑥どんな方法で結果を表現しているか，⑦研究者自身が捉えた事実の表現はどうか，⑧研究結果が新しい発見に結びつくような描写を生んでいるか，などが重要となります．

　量的研究のクリティークでは，研究対象の変数設定や経験的な仮説を明確にし，それらの変数の関係性を統計的に妥当な手段で，構造化および確率的推測を行うことが求められます．ゆえに，厳格な作法によって守られたルールがあります．大まかなクリティークの視点は，①研究問題の所在と仮説，変数の確認，および検証すべき素材に対して適切な研究デザインを選択できているのか，②調査・実験対象の特性と，統計学的な処理を前提としたサンプル集団の特性は何か，どのような種類のデータが期待できるのか，③データをどのような手段で収集したのか，④どのような統計分析をしたのか，仮説の検証は述べられているかなどが重要となります．

　さらには，両者に共通したクリティークの視点として，その研究が何を明らかにしているのか（新しい見方・考え方・発見あるいは仮説の検証），さらには今後の看護実践に向けての，新しい展望が記されているかが重要な視点となります．

経験的な仮説の検証方法
(システマティック・レビュー)

EBN(Evidence Based Nursing)は,「どんな患者に」「何をすると」「何と比較して」「どうなったか」という4つの要素により成り立っています. エビデンスを保証する研究手法には, その信頼度によって優劣があるとして, 研究デザインは6つのレベルに分類されています(図17).

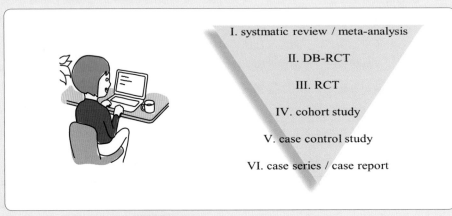

図17　エビデンスレベル(信頼度ランク)

たとえば, たった1人の事例で予防接種が効果的だったかどうかを判断するにはあまりに信頼度は低いので, 以下のように考えます. たとえばインフルエンザに罹患しなかった10人を調査したところ全員が予防接種をしていました. そのうち家族が予防接種をした人は6人でした. 一方で, インフルエンザに罹患した10人に調査をしてみたところ, 10人とも予防接種はしていましたが, 家族が予防接種をした人は3人でした. この場合, 家族が予防接種を受けていることは, インフルエンザの罹患と関係しているかもしれません. ただし, インフルエンザに罹患しなかったのは予防接種をしたことが原因なのか? あるいは, ほかの原因があるのかは少数例ゆえに, この段階では判断はできません.

このようなインフルエンザに「罹患した」か「罹患しなかった」という結果を左右する因子は, 交絡因子といいます. 予防接種をしたことで, インフルエンザに罹患しなかったことを示すには「予防接種をした人はインフルエンザに罹患しなかったが, 予防接種をしなかった人は罹患した」のように, 介入をしなかった人との比較を行う必

要があります．インフルエンザに罹患した対照群がなければ有効性はわからないのです．

　一般的な研究では，予防接種の有無を規定せず，50人に協力を依頼し，インフルエンザシーズンが終わった後にインフルエンザへの罹患を調査します．この際，インフルエンザの罹患に基づいて，予防接種をした人と，しなかった人に分けて評価します．50人のうち予防接種をした人は10人，しなかった人は40人でした．予防接種をした10人中5人がインフルエンザに罹患し，予防接種をしなかった40人中では7人が罹患しました．このような研究は「コホート研究」といいます．ポイントは，予防接種を受けるかどうかを，調査の参加者自身が決められるところにあります．交錯因子を考慮に入れると，対照群が設定できる分，結果の信頼性は高まったといえます．

　しかし，ほかの因子の影響を最小化して，予防接種の効果でインフルエンザに罹患しなかったことを強調するためには，介入群と対照群との間の背景差を小さくする必要があります．研究実施者がこれらの背景を把握し，予防接種を受ける／受けないを決定すれば背景の差をより小さくできることになります．このような研究を比較臨床試験（Controlled Clinical Trial；CCT，非ランダム化比較試験）と言います．CCTでは，参加者をどちらの群に割りつけるかということが重要で，適当な割りつけではバイアスが生じてしまうことになります．

　このような問題を最小化できるのが，ランダム化比較試験（Randomized Controlled Trial；RCT）です．研究対象の人のなかから，ある条件をつけて抽出した参加者を，介入群と対照群にランダムに割りつけて実施する方法です．それでもなお，バイアスの可能性は残ります．たとえば介入・対照群のどちらに割りつけられたかを参加者自身が知っていることで，「予防接種をしたから大丈夫」「しなかったから罹患するかもしれない」という心理的・主観的なバイアスが生じます．また，医師側も同様で，介入・対照かを知っていることで，効果の判断に影響が出る可能性もあります．このようなバイアスを防ぐために，どちらに割りつけられたか参加者や研究実施者にわからなくさせることを盲検化（ブラインド化）と呼びます．盲検化のために，たとえばインフルエンザワクチンと生理食塩水などを用意して介入群・対照群それぞれに接種して，参加者にも，判断する研究実施者にも割りつけ先がわからないように盲検化して行う方法があります．これを「二重盲検化RCT（ダブルブラインドRCT）」と呼び，さらに信頼性は高くなると考えられます．

　エビデンスの強さで最も上位とされるのが，システマティック・レビュー（Systematic Review；SR，メタアナリシス）です．たとえば，ある特定のリサーチクエスチョンに対して，エビデンスを収集するとRCTが198件あり，そのうちの4件は自分の考えと同じ論文でした．このとき，これら198件を引用し，「複数のRCT論文において証明されている」とすれば一歩前進です．しかし実際には，人目を引きそうな臨床試験がニュースであったり，話題に上ったニュース記事などであったりすることがあります．そこで

SRでは，自分の考えとは異なるエビデンスもきちんと含めた評価を行って，全体としてどちらが優勢かを判断する検討が必要です．可能な場合には，メタアナリシスを実施します．SRには統一した定義はありませんが，広く文献上の解釈を含むものとされています．特に，臨床家たちに広く活用されているコクラン共同計画（CC）では，SRとは「ある特定のリサーチクエスチョンに答えるために，すべての経験的エビデンスをあらかじめ定めた基準で網羅的に収集し統合する方法」としています．

CCは，治療と予防に関する医療情報を定期的に吟味し，コクランレビュー（Cochrane Database of Systematic Reviews：CDSR）として全世界で活用されています．

データ収集

データ収集は，信頼性のある研究結果を得るための要です．そのためには，調べようとすることが正確に把握できるような，適切なデータ収集法を選択することが重要です．この Section では，手法としてのデータ収集法を学ぶとともに，その方法によって明らかにできることの限界も，しっかりと認識しましょう．

データ収集とは

　データ収集は，研究を進めていくうえで最も重要な部分であり，どのようなデータをどのような方法で収集したかは研究の価値をも左右します．看護研究におけるデータ収集の方法には，大きく分けて「観察法」「面接法」「質問紙法」の3種類があります．特に観察法には，対象の活動や行動の観察に加えて，「生体・環境情報の観察」も含まれます．これらの方法は，明らかにしようとする研究対象の特質によって，単独で，あるいは組み合わせて使われます．

　データ収集の研究的な価値を保証するものとして，「標本抽出（サンプリング）」，収集される「データの形」と「データの種類」，さらには得られた結果の「信頼性と妥当性」の4つの事項が挙げられます．標本抽出は，母集団を代表するサンプル集団を適切に設定できているかどうかを保証します．またサンプリングされたデータを，有効なデータ分析に結びつけていくためには，分析可能なデータの形としてしっかりと記録することも重要です．さらに，適用したデータ収集方法が，どれほど知りたいことを捉えているのかなどの，信頼性と妥当性の検証も重要となります．

標本抽出（サンプリング）

　標本抽出とは，研究対象となる母集団（結論を引き出したい研究対象となる人々，あるいは物の全集合）に含まれるすべての標本について調査することが多くの場合不可能であることから，母集団全体を表すことができるような一部のデータを効果的に抽出し，それらの結果で全体を推論する方法です．抽出を正しく実施しないと母集団を代表するような結論は得られません．

　標本抽出の方法は，標本（sample）を母集団から無作為（randomization）に抽出する「確率的標本抽出」と，作為的に標本を抽出する「非確率的標本抽出」の2つに大別することができます．調査や実験実施上の可能性と限界も含めながら，研究によって明らかにしようとする事象の特質も併せて，適切な標本抽出方法を選択する必要があります．

確率的標本抽出

　確率的標本抽出では，母集団の各要素が標本として選ばれる過程において，平等であることが前提となります．ですので，母集団から偏見なしに無作為に標本が選べるような手続きを踏むことが重要となります．その方法には「単純無作為抽出法」「層化無作為抽出法」「系統抽出法」「クラスター抽出法」などがあります．確率的標本抽出は，偏り（bias）のある標本を選ぶ可能性を減らすことができる科学的な方法として有効です．しかし，一方でデータ収集に膨大な時間と費用がかかり，母集団の大きさに

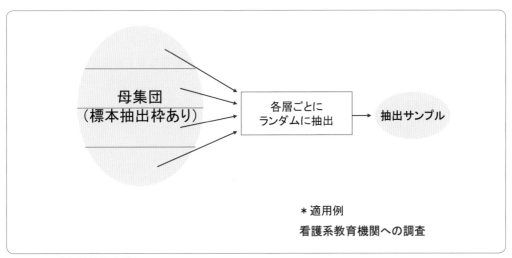

図18 層化無作為抽出法

よっては確率的標本抽出が不可能となる場合があります.

単純無作為抽出法

　単純無作為抽出法を進めていくためには，まず母集団を明確化する必要があります．つまり標本抽出枠を確定することが求められるのです．標本抽出枠とは母集団を構成する要素の集合です．たとえば，A公立看護大学の学生420人を母集団としたならば，すべての学生の名簿リスト(通し番号つき)が必要となります．そして，この母集団から50人の学生を標本抽出しようとした場合，一般的には乱数表などを利用して，無作為に選び出すような方法をとり標本を抽出します．

層化無作為抽出法

　層化無作為抽出法とは，母集団を均質な下位集団に分けて，そこから無作為に抽出する方法です．この方法は，母集団にすでにはっきりとした層が形成されている場合に用います．つまり，各層から均質にサンプリングすることによって，研究者が捉えようとする母集団の特性に偏りがないように配慮する方法です(図18).

　たとえば，看護系教育機関に勤めている教員に対して調査をする場合には，大学，短期大学，専修学校，各種学校などはっきりとした層分けがはじめから存在します．各層は均等な数だけあるのではないので，層化抽出をしないと，ある層によっては，母集団に反映されないこともあります．このようなことを防ぐために，層化無作為抽出法があります．

系統抽出法

　系統抽出法とは，標本抽出枠から一定の間隔で標本を抽出する方法です．母集団の

構成員が，何の意図性もなくランダムに番号化されている場合などのサンプリングに利用されます．たとえば，病院に通院している患者は，特に意図的でなく，単に受付順に番号化されていることが多いです．このような患者たちを母集団として病院の満足度調査などをする場合には，その番号を利用して，一定の間隔でサンプリングして，患者たちにアンケートをお願いするような方法がとれます．

● クラスター抽出法

クラスター抽出法とは，母集団が大規模で広範囲に分散している場合のように標本抽出枠が設定しがたい場合などに用いる方法です．母集団が膨大で，標本抽出枠が設定しにくい場合などでは，母集団を，さらにいくつかの小さな母集団に分けて，分けた母集団ごとに単純無作為抽出や層化無作為抽出を行い，目的母集団のサンプリングを行う方法です．たとえば，看護師という職業に対して，一般の人々がどのようなイメージを抱いているかについては，対象とする母集団があまりにも大きいので，都道府県の区割りを利用して小さな母集団を設定し，そのなかで層化抽出によってサンプリングするような方法が行われます．このようなサンプリングの方法がクラスター抽出法です．

非確率的標本抽出

確率的標本抽出法を用いることができれば，知りたい母集団全体の傾向を有効に捉えることができます．しかし多くの研究では，確率的標本抽出ができない場合があります．非確率的標本抽出は，科学的には確率的標本抽出には劣りますが，ある一定の仕方で，作為的に標本抽出を行って大まかな母集団の傾向を捉えていく方法です．非確率的標本抽出法は，「偶発的抽出法」「割当抽出法」「有為抽出法」の3種類に分けられます．看護研究では，対象母集団が特定できにくく，確率的に捉えがたい場合が多いので，このような非確率的標本抽出法がとられる場合が多いです．

● 偶発的抽出法

偶発的抽出法とは，研究者がデータの得やすい身近な標本を集めて母集団を代表させようとする方法です．たとえば，自分が担当した外来患者の観察調査データに基づいて，外来看護に対する満足度を検討し，路上での不特定多数の人々を対象にしたアンケート調査を行って人々の健康意識などの現状を捉えるなどといった方法は，この標本抽出法によるものです．偶発的抽出法は，大きな偏りが生じる危険が大きく，必ずしも母集団を代表しうるような標本抽出法とはいえません．しかし実際の研究では，このような方法での標本抽出を強いられることが多いです．このような標本抽出によって引き起こされるデータの偏りを少しでも解消するためには，大きく分けて2つの方策で検討が加えられます．

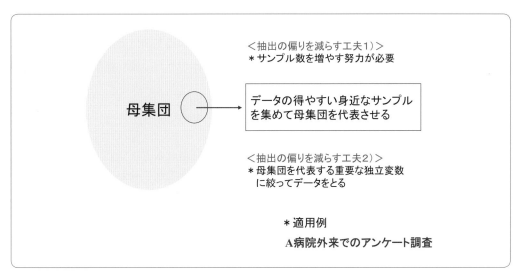

図 19　偶発的抽出法

　1つは，標本の量(サンプル数)をできるだけ多くして，統計学的な議論が可能となる方向で研究を進めていく方策です．つまり，数学の連立方程式のように，2変数を明らかにするには2個以上の異なる式，3変数を明らかにするには3個以上の異なる式が必要なように，研究対象のなかに含まれる変数の数が多くあるほど，それらの変数を説明していくためには多くのサンプルが必要となります．

　もう1つは，母集団に影響を与えている重要な独立変数に限って標本抽出を行っていく方策です．つまり，母集団の偏りの原因を減らして，少しでも等質な要素の特性を浮き彫りにしようとする工夫です．いずれにしても，偶発的抽出法をとった場合には標本の偏りには十分に配慮してデータ収集を進める必要があります(**図 19**)．

● 割当抽出法

　割当抽出法とは，前述のように偶発的に標本を抽出していくのではなく，母集団のある特性を標本抽出に反映させていくやり方です．このような抽出方法は，質問紙調査の研究では一般的です．たとえば，A 公立看護大学の学生 420 名を対象に「看護師のイメージ」に関する意識調査を SD(Semantic Differential)法に基づいて行う場合，基本属性として性別や年齢，学年，看護大学への入学動機，これまでの看護体験など，調査の本質的内容に影響を与える事項を，背景データとして捉えておくことが必要とされます．これは，基本属性のデータを，SD 法で得られた結果と関連づけることで，母集団をさまざまな角度から解釈・考察していくことが可能となるからです．

　しかし，その際に重要なことは，基本属性を構成する標本数が，十分に得られているかどうかということです．なかでも看護大学の場合には，男子学生の数が少ないことはあらかじめわかっています．そのため，はじめから男子学生に必要数参加しても

らうように準備しておく必要があります．このように，母集団のなかから，必要とされる要素の割合をあらかじめ設定しておき，意図的に標本抽出を行っていく方法を割当抽出法といいます．この割当抽出法は，標本抽出のうちで最も看護研究で使用される方法の1つです．

●有為抽出法

有為抽出法とは，研究者の考えに標本の抽出が任される方法です．このような方法は，標本抽出の一般論からすると，研究者自身の意向が強く標本抽出に反映してしまうため決してよい方法とはいえません．しかしいくつかの特殊な研究には，この方法が効果的に適用される場合があります．たとえば，新たに開発した測定用具の検証などは，あらかじめ当該測定用具に関連する知識を有した人々から得た有為標本を使えば，実に効果的に事前のテストが行えると同時に評価も確実に行える可能性が高いのです．また，デルファイ法（Delphi technique）などのように，特定の専門家の意見や判断が求められる場合などには，この方法が利用されます．しかし重要なことは，この方法で標本抽出を行う場合には，得られたデータは慎重に取り扱い，決して無理な結論や考察を導かないようにすることです．

データの種類

研究のために収集されるデータは，「数量データ」（身長，体重，年齢，血圧，脈拍，体温など），「分類データ」（性別，血液型，疾患名，性格タイプなど），「記述データ」（文章で記述されたもの），「映像データ」（写真やビデオで写したもの）などの形に分類されます（**図20**）．研究を進めていくうえで，数量・分類でデータが得られれば，統計学的検討が可能となり分析には理想的ですが，看護研究の多くは特定の場面や状況の描写や記述が多く，記述データや映像データなどで構成されるものが主となります．そのため，看護研究においてデータを収集する場合には，効果的な分析に結びつくようなデータの形を十分に見極めながら，分析に向けての適切なデータ収集が求められます．

看護研究において収集されるデータの種類には大きく分けて，「個人の特性と健康状態」「達成・遂行能力」「環境特性」「健康・生活活動」「言語的コミュニケーション」「非言語的コミュニケーション」の6つが挙げられます．これら6つのデータ収集の視点は，「どのような対象」が「どのような場面や状況で」「どんな健康生活をおくっているか」について捉えるために重要な事項です．これらのデータは，可能な限り，一般化可能な数量・分類データとして事象を捉え整理することが，研究成果の一般化に向けて重要となります．

しかし，看護研究におけるデータ収集では，場面や状況の描写を中心にした記述

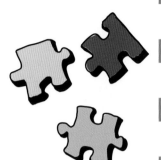

数量データ

身長, 体重, 年齢, 血圧, 脈拍, 体温など

分類データ

性別, 血液型, 疾患名, 性格タイプなど

記述データ

文章で記述されたもの

映像データ

写真やビデオで写したもの

図 20　データの種類

データも多く, それらのデータを分析的に整理し, 理論化することもきわめて重要です. 近年になって, 看護事象の特性をふまえたデータ収集の手段が多く開発され始め, 定量的・定性的に捉えられる事象も増えつつあります. 特に, 達成・遂行能力は, 近年盛んに測定用具の開発が進められ, 新たな研究が生み出されつつあります. また臨床においても, 看護記録の充実によって, 現象の記述がきわめて系統的に整理され始め, 研究のためのデータとして活用されるようになってきています.

個人の特性と健康状態

看護実践では, 対象の特質を把握するために多くの生体情報を収集し援助に結びつけています. たとえば「形態・機能データ」としての, 身長や体重, 血圧や脈拍, 呼吸数などバイタルサインの把握, あるいは「病態データ」としての発赤や疼痛, 浮腫の状態など, 定量的・定性的に捉えることが可能な, さまざまな身体データを収集しています.

一方で, 看護実践にとって最も重要なデータとして,「精神心理データ」が挙げられます. 精神心理面への援助には, 対象の個別性への配慮がことさらに求められますから, 多様な対象の理解に向けての精神心理データの収集は, きわめて重要なものとなります.

身体データの種類

看護実践においては, 看護師の臨床経験に基づいた五感を糧として身体データの観察が行われます. しかし, より科学的なデータに基づいて伝達するためには, 観察のための道具が用いられます. たとえば, 日常的なバイタルサインの観察においては,

血圧計や体温計などの測定器が用いられます．これらの道具は，経験に裏づけられた専門家による観察の営みに加え，客観的かつ科学的な表現が加えられることで，実践に大きな役割を果たします．

道具や計測機器による生体情報の測定には，人体寸法値や発汗の状況などの人間の外形面からの把握と，循環血流や筋肉収縮などの生体内に起こっている状況の把握に大きく分類されます．これらの各測定機器の種類や手段は多様で，また科学技術の進歩とともに，それらの測定方法や分析精度も格段に高くなってきています．ここでは，看護研究で活用されている，いくつかの測定機器について簡単に紹介します．

● 人体計測

人体計測の古典的な手法は，人類学者のマルチン（Rudolf Martin）が人種の生物学的差異を調べるために考案した測定法が基本となっています．代表的な計測部位は，身長をはじめとして座高，胸囲，頭囲，胴囲，大転子囲，下腿周囲長などが挙げられます．人間工学に基づいた福祉機器の設計は，これらの計測がものづくりの基本データとなっており，対象とする機器の目的に合わせた測定点が計測されます．人体計測値の変化は，生理学的な変化などにも応用され，たとえば下腿周囲長の変化などは，浮腫を伴った生体負荷の結果として疲労の指標などに利用されています．そのほか，人体計測は整形外科領域や産科領域において重要な観察データとして利用されています．特に最近では，レーザー光による3次元測定などの手法が開発されており，コンピュータと連動することで，個々人に合った義肢装具の設計などに応用され始めています．

● 皮膚温測定

皮膚温とは生体の外皮の温度で，衣服など環境要因に大きく左右され，看護研究における重要な生体情報を提供します．臨床検温として日常的に行われる体温の測定は，腋窩で測定され，生体の核心をつくる部分の温度（核心温）の測定のことで，皮膚温の測定とは異なります．

皮膚温の計測には，①皮膚に温度センサーを直接貼付して測定する方法，②皮膚から放散される赤外線エネルギーを測定する方法の2種類があります．皮膚に直接貼りつけるセンサーにはサーミスタや熱電対があります．これらの測定機器はポータブルで安価なので，特定の皮膚温の経時的な変化を観察するには便利です．一方，赤外線計測による方法はサーモグラフィ法とも呼ばれ，無接触で遠隔的・高精度に皮膚温を測定でき，かつ皮膚温の全体的変化と同時に局所の皮膚温を測定できることから，看護の臨床場面での観察のみならず看護研究においても大いに利用される測定方法です．

● 体圧測定

　体圧測定は，看護研究のさまざまな分野で利用されている手法です．最も多く用いられている研究場面は，褥瘡予防のための体圧値の客観的な把握です．一般に皮膚の細動脈の血管内圧は約 30 mmHg（≒4 kPa）といわれることから，褥瘡好発部位での体圧測定には，この近辺での低圧測定ができるようなセンサーの特性が求められます．センサーは，感圧紙を用いた方法，歪みゲージセンサーを用いた方法，感圧シート（シート内にかかる圧を電気抵抗に変換）を用いた方法，エアパック（一定量の空気を密閉した袋に閉じこめてエアーの圧縮圧を測定）を用いた方法など，さまざまな測定法が開発されています．それぞれにメリット／デメリットがあるので，測定対象に合わせて適切に使用する必要があります．

● 皮膚血流量の測定

　皮膚血流量の測定は，看護研究における生体観察法として心理・生理面の生体反応や褥瘡予防などの基礎研究に使用され，多くの成果を挙げています．一般的に使用される経皮的・非侵襲的な定量化の方法としては，レーザードップラーによる方法，経皮酸素分圧の測定による方法，皮膚温の測定による方法，プレスチモグラフィによる方法，近赤外線分光法などがあります．これらの方法は，それぞれの測定原理の特徴から観察できる範囲に限りがあるので，捉えようとする研究対象に合わせた使用が必要となります．

● そのほか

　ここでは詳細にはふれませんでしたが，生理学的測定手法（脳波測定，筋電測定，心電測定，呼吸代謝の測定，脳酸素状体の測定など）は，看護研究のための測定指標としてきわめて重要です．また，看護研究に利用できる測定方法として，人間工学や運動工学などの分野で使用されている，運動解析，加速度計測，関節角度計，握力計，痛点計・痛覚計，皮膚電気活動の測定，皮下脂肪量の測定，発汗量の測定なども高齢者やハンディキャップのある人，および運動処方が必要な対象に対するケア研究において重要な役割を果たすものです．また，生化学的分析（ホルモン，糖やカリウムなどの濃度変化など），組織学的分析（腫瘍細胞，褥瘡などの創傷部位の組織学的変化など），物性の分析（ニオイ物質，環境ホルモン物質など），CT スキャンやトモグラフィといった医用工学分野での分析手法など，多数の測定手法がありますので，研究対象の特質に合わせて効果的に使用する必要があります．

　特に，これらの計測機器を使う際に心がけなければならないのは，各種機器が出してくる計測値がどのような意味をもっているのかを十分に認識しておくことです（たとえば有効数字で，体温計では小数点一位までなど）．そのためには，計測器の原理

とメカニズム，および測定の限界を十分に認識したうえで研究を進めていくことが必須となります．

精神心理データの種類

精神心理データの収集は，対象の個別性を理解するための科学的指標としてきわめて重要です．心理学や行動科学の分野では，人間の精神心理的特性を把握・分類するための研究は，これまで多くなされてきました．今日では，それらの研究成果は，看護実践のためのアセスメントデータとして大いに役立てられています．このような精神心理的特性を得るための測定手法は，「知能アセスメント」「パーソナリティのアセスメント」「状態・症状のアセスメント」「神経・心理学的アセスメント」の大きく4種類に分類されます．看護の対象となるデータがどのような特質であるかによって，これらの手法を効果的に使用することが必要です．

これらの精神心理測定手法を研究対象者に適用する場合，最も注意しなければならないことは，倫理的側面です．特に看護実践のための資料のみではなく，研究のためにデータを使用する可能性がある場合には，対象への十分なインフォームド・コンセントが必要となります．

達成・遂行能力

対象が健康回復に向けて目標を達成・遂行していくためには，「日常生活行動」や「セルフケア技能」を遂行するための能力や，「自立」や「やる気」などの能力など，達成・遂行能力を観察しておくことが看護実践において重要です．糖尿病のようなセルフケアが求められる疾患では，特に能力評価とそのデータの把握は，看護計画を立てる際に必要となります．また脳卒中患者などが食事道具を使える能力の評価は，その後のリハビリテーションプログラムに大いに役立ちます．

しかし，このような対象の能力評価の方法は，いまだ十分に整っているとは言いがたいのが実状です．科学的な看護実践を行っていくためには，対象の正確な能力評価が必要となり，それらの評価は，その後の実践改善のための研究データとして大いに活用できます．一方で，看護研究においては，対象の「達成・遂行能力」を測定するための手法の開発を目的とした，方法論的研究の推進も望まれます．

環境特性

対象を取り巻く環境特性は，大きく分けて「社会制度的環境」と「物的・生物的環境」および「人的環境」が挙げられます．社会制度的環境とは，対象が住んでいる国や市町村などの行政や法律の仕組み，地域の特性，経済力，さらには文化的な背景を前提とした環境を指します．物的・生物的環境とは，温度や湿度，空気の状態，音や光，臭い，まわりの動植物など，療養の場を中心にした自然的環境を指します．人的環境と

は，対象を取りまく人間関係を中心とした対人的環境を指します．

　看護実践では，これらの環境と対象とは一体(人間・環境系)として捉えます．そのため環境上の障害や問題を把握し，改善することで対象に直接的に働きかけるばかりでなく，一体としてある環境にも働きかけることで，対象の健康回復に大きな影響を及ぼします．このような環境データは，法律上の規程や規範，制度，状況や，生物学的環境としての感染環境，物理量の測定を通して得られる温熱環境や臭い，音，光など，研究データとして把握できる素材は多くあります．これまで，対象の理解が中心であった看護観察において，環境面の観察データに基づいた看護介入の成果は，今後の研究としてますます重要になってくると考えられます．

健康・生活活動

　健康状態は，対象の行為・行動などに反映されます．このことから，観察情報として対象の健康・生活活動の把握は重要です．以下に事例を挙げます．

　「摂食障害のA(中学2年の女性)は，拒食のため栄養状態が悪く，入院している大部屋でも食事は一切摂ろうとはしない．しかしある時期，母親への看護介入によって，母親が病室を訪問する回数や時間などが増え(活動1)，急速に母親との関係が変化(活動2)した．これを起点に急激に体重が増加し，徐々に栄養状態の改善もみられ状況はよくなったように見えた．しかし担当の看護師は，病室で摂った食事をトイレに嘔吐(活動3)し，その一方で，売店で隠れて過度の間食をしている状況(活動4)を観察し，この患者が拒食から過食に変化し，摂食障害が異なる形で表出したと判断し，これまでの母親への介入方法の再検討を迫られた」

　このような事例では，看護対象の活動データがきわめて重要な指標となります．活動データを見落として，身体面のデータのみで判断したならば，拒食が改善されたから快方に向かった，と判断してしまう可能性があります．この例は，あくまでも断片的な事例記述ですが，精神性の障害を伴った疾病においては，対象の活動データがケアの情報として大きな役割を果たす場合が多くあります．

言語的コミュニケーション

　観察情報のうちでも会話の内容や構造は，実証的なデータとして得やすいものであり，明確な情報源となりえます．たとえば対象との会話場面において，対象の特質を示すような言語的コミュニケーションが得られたならば，重要な観察データとして会話内容を正確に残しておく必要があります．特に帰納的・質的な推論に基づく研究を進めていく場合には，会話内容のみならず，その会話がどのような場面や状況で行われたかは，きわめて重要なデータです．もちろん言語的コミュニケーションデータ

は，対象と看護師との間に交わされた会話のみならず，対象と対象の家族，看護師と対象の家族，看護師間の会話など，対象に関わるコミュニケーションすべてが対象となります．

　言語的コミュニケーションをデータとして残す場合，ビデオなどの道具を使用することで，事実をありのままに記録にとどめることができます．しかし，ビデオによる記録は，対象の人権やプライバシーに関わるデータともなりうることから，十分な倫理的配慮が必要となります．このような言語的コミュニケーションデータを得る方法として，実践で活用されているプロセスレコードを効果的に使用する場合があります．プロセスレコードとは，言語的コミュニケーションを，ありのままのデータとして残しておき，次の看護実践への計画を立案するための重要な実践方法の1つです．このような方法は，ペプロウ（Hildegard E. Peplau）が，『人間関係の看護論』（医学書院，1973）のなかで論じた治療的な対人関係のプロセスを言語化したもので，実践のための記録データとして重要な役割を担っています．そこで，このような理論的背景に基づいて記された記録物は，貴重な研究のためのデータにもなりえます．

非言語的コミュニケーション

　人間は言葉以外にも，さまざまな形で自分の恐れや悩み，気持ちを表現します．このような言語以外のコミュニケーションを非言語的コミュニケーションといい，看護の観察情報として大事な研究データを提供します．特に日本人は文化的な特徴として「がまん」することが美徳であると考える傾向にあり，言語で表出されえない非言語的コミュニケーションの観察データは重要な情報源となります．

　しかし非言語的コミュニケーションは，データとして捉えにくい面も多く，看護師の注意深い観察力が求められます．また，非言語的コミュニケーションが専門用語として定義され，言語化される必要もあります．現在，観察記録にみられるこの種のデータとして代表的なものに，表情や姿勢，身振り，接触の程度，身体の動き，声の大きさや抑揚，会話の内容や話し方などが挙げられますが，これらの記述方法は定義されたものが少なく多様です．今後，観察用語の明確化や，それらを測定する手法や評価方法の開発なども含めて検討していく必要があります．最近では，痛みの程度をフェイススケール（痛みの程度を顔表情で描いたもの→55頁参照）などを用いて観察しています．これらも研究データとして用いられることで，さらなる実践の向上が期待されます．

データ収集の手法

観察法

観察とは「そのものがどういう状態であるのか，ありのままの姿を注意してみること」〔『国語辞典』（三省堂）より〕と定義され，研究を遂行していくための骨組みの部分ともいえます．研究者は，観察を通して科学的なデータを得て，研究対象の特質を捉えることになります．

観察を通して科学的に研究データを得る方法が観察法で，データ収集の手段の違いによって，「構成的観察法」と「非構成的観察法」に分類でき，また研究者の現象との関わり方の違いによって，「参加観察法」と「非参加観察法」に分類されます．

● 構成的観察法

構成的観察法とは，あらかじめ観察の視点を限定して，特定の行動や事象の変化を捉えようとする方法です．そのためには，観察の内容を正確にカテゴリー化し，コード化するためのシステムを構築し，標本抽出の方法に従った手段をとる必要があります．つまり観察に先立って，対象となる研究課題を明確に絞り込んでおく必要があるのです．

構成的観察法では，目的の事象を漏らさず捉えるための手法として，「カテゴリー・システム」「チェックリスト」「評定尺度（rating scale）」などがあります．そのほか，応用例として「タイムサンプリング法」などが挙げられます．タイムサンプリング法は，看護作業や患者の行動観察など，時間の変化に伴った事象を捉えようとする場合に用いられ，看護管理などの研究分野において応用されている作業分析などは，この研究手法に基づく調査によって作業の効率的化のための基礎資料を得ています．

カテゴリー・システム

表2は，褥瘡危険予測のために使用されているカテゴリー・システムの1つであるブレーデン・スケールです．カテゴリー・システムとは，研究対象の事象から「どのようなデータを，どのように集めてくるか」について，あらかじめカテゴリーを設定・準備し，そのカテゴリーに従って系統的に観察を進めていく観察手法です．カテゴリー化を進めていくためには，研究の対象分野に関する文献検討，および理論背景の理解と，使用される学術用語や構成概念の明確化が重要となります．つまり観察する事象が，学問的にはどのような概念で説明されているのか，あるいは日常的にどのように表現され，記述されているのかなどを十分に検討し，必要ならば予備調査などを行って，事象を説明するために必要な用語を選定しておくことが求められます．

またカテゴリー化を進めていくうえで，観察のためのカテゴリー数をどのくらいの規模に設定するかは，研究対象をどこまで細かく究明するかを決定するのに重要で

表2　カテゴリー・システムの例

観察する行動や事象をあらかじめカテゴリー化し，系統的に捉えるための観察手法

＜観察のためのカテゴリー・システムの例＞

　患者ケアの質評価スケール（1996, Norman and Redfern）

　褥瘡危険予測のためのブレーデン・スケール（1997, Lewicki, Mion et.al）

＜ブレーデン・スケールのカテゴリー・システム＞

知覚の認知	1. まったく知覚なし 2. 重度の障害あり 3. 軽度の障害あり 4. 障害なし	可動性	1. 体動なし 2. 時々四肢・体幹を少し動かす 3. 自力での四肢・体幹の体動可能 4. 自由に体動
湿潤	1. いつも湿っている 2. たいてい湿っている 3. ときどき湿っている 4. ほとんど湿っていない	栄養状態	1. 不良 2. やや不良 3. やや限られる 4. 非常に良好
活動性	1. 臥位 2. 座位可能，自力移動は困難 3. 時々歩行可能 4. 歩行可能	摩擦とずれ	1. 問題あり 2. 潜在的な問題あり 3. 問題なし

す．カテゴリー数を多くすることによって，広い範囲のことが捉えられる反面，観察項目が多いことによって観察の精度が損なわれることになります．それと同時に観察者の技能や能力にも影響されるため，当該調査の事情に則したカテゴリーの設定が求められます．

チェックリスト

　チェックリストを用いた観察方法は，カテゴリー・システムの最も一般的で具体的な手法の1つで，一般に左側の欄に行動や事象のアイテム・カテゴリーをリストし，右側の欄にはそれらの発生の有無をチェックし，さらに回数や時間，および特記事項などを必要に応じて記入するような形式になっているものです．

　チェックリストに基づいた観察法には，対象を網羅的にチェックする方法と，特定の観察事象のみをチェックする非網羅的な方法の2種類があります．網羅的なチェック法は，観察対象のすべてにわたって，あらかじめ設定したカテゴリーのなかから，選択しチェックしていく方法です．そのため，この方法において設定されるカテゴリーは，はっきりと選択できるように，カテゴリー間の違いが概念的に明確に区別されている必要があります．網羅的に観察することによって対象の全体像を捉えることができる点でメリットは大きいですが，反面，継続的な観察を強いられるために，観察者にとっては負担が大きいというデメリットもあります．そこで，あらかじめ捉えようとする事象が限定されている場合には，必要な観察事項のみをリストし，リスト上の項目が出現したときのみに記録するような非網羅的な方法がとられます．

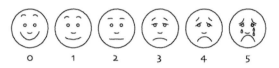

フェイススケール （FRS；Wong-Baker faces pain rating scale ）

0　　　1　　　2　　　3　　　4　　　5

図 21　フェイススケールの例

評定尺度

　構成的観察法では，観察情報を客観的に把握していくために評定尺度を使用することも効果的です．評定尺度とは，観察対象となる行動や事象について評点をつけるやり方です．評点は一般的には，行動や事象が形容される程度を 3 段階(1 点：小さい動き，2 点：中等度の動き，3 点：大きい動き)や 5 段階(1 点：非常に緊張，2 点：やや緊張，3 点：緊張もリラックスもしていない，4 点：ややリラックス，5 点：かなりリラックス)，7 段階などに設定し，観察者が一定期間の観察を振り返って点数として評定されます．

　この方法は，カテゴリー・システムの観察に加えて実施することで，研究対象から違った視点からの情報を得ることができます．しかし，この評定化におけるデータの信頼性は観察者の能力によって大きく左右されることを十分に配慮しておく必要もあります．近年，評定尺度については看護実践における測定手法の開発とともに，この方法を使った対象の把握など多くの観察手法に利用されつつあります．

そのほかの尺度

　「痛み」は，大人と子どもの感じ方や表現方法に違いがあるため，その部位，状態，程度，性質について言葉で正確に表現するのは難しいです．そのため，痛みの程度を，数値評定法の言語で表現する代わりに，表情を用いた，図 21 のようなフェイススケールがよく使われます．

　また，グラフ評定法(graphic rating method)と呼ばれている Visual Analogue Scale (VAS)も主観的な情報を客観化する方法としてよく使用されます．VAS は一般的には 10 cm の線分を用い，質問項目に対する主観的な程度を直線上に印をつけることによって評定します．痛みを例にとると，今までの経験で一番痛い状態を 10 点，痛みのない状態を 0 点とし，現在はどのくらいかを 0〜10 点の直線状にチェックする仕方で回答を求めるものです．直線状の VAS は単純で理解しやすく，評定が容易にでき，数量的に表現しにくい項目についても評定しやすいために，痛みの評定などにもよく用いられる手法です．

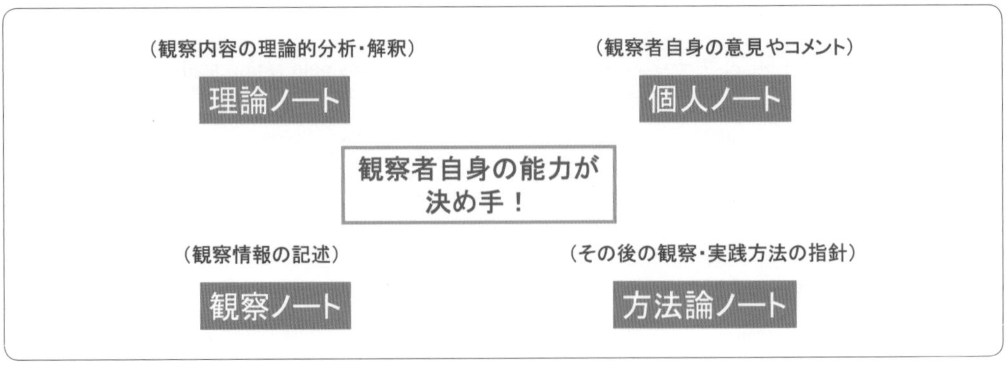

（観察内容の理論的分析・解釈）　理論ノート

（観察者自身の意見やコメント）　個人ノート

観察者自身の能力が
決め手！

（観察情報の記述）　観察ノート

（その後の観察・実践方法の指針）　方法論ノート

図22　フィールドノートの構成

非構成的観察法

　フィールド・スタディに代表される参加観察調査の場合では，できる限り観察者自身の価値観の影響を省きながら，かつデータ収集はあまり構造化しないように心がける必要があります．このような観察を非構成的観察といいます．

　看護研究における非構成的観察法では，「観察日誌」や「フィールドノート」など，記述データの大枠を定めた記録の手法がとられます．この場合，実践のなかで記録される記述内容の質が，この種の研究の価値をも左右します．観察日誌は，基本的には毎日の出来事と対象との会話が記録されます．この記録は，単なる事実の羅列ではなく，理論との対話に基づいた観察者自身の分析や解釈（主観的データ）を加えることがきわめて重要となります．また，フィールドノートは，観察日誌に記述される内容を，情報の分析と統合を目指していくつかに分類して整理していくための方法です．

フィールドノートの構成

　フィールドノートとは，観察日誌に記述される内容を，情報の分析と統合を目指していくつかに分類して整理していくための方法です．フィールドノートの基本的な構成は，①観察情報の記述（観察ノート），②観察内容の理論的分析・解釈（理論ノート），③その後の観察・実践方法の指針（方法論ノート），④観察者自身の意見やコメント（個人ノート）などに分けられます（**図22**，**表3**）．

　このフィールドノートの形式は，現在の臨床での看護記録に多様な形でみられています．たとえば，問題指向型診療記録（POMR）に基づいたSOAPE〔主観的（Subjective）および客観的な情報（Objective）を収集して，アセスメント（Assessment）を行い，計画（Plan）を立てて実施し評価（Evaluation）を行う〕や，APIE〔アセスメント（Assessment）を行って計画を立て（Planning）計画を実施（Implementation, Intervention）して評価（Evaluation）を行う〕，およびフォーカス・チャーティングなどの方法，あるいは看護診断を利用した記録方式などが代表的です．

56

表3　フィールドノートの記入例

観察	A 氏は，50 歳女性．拡大肝右葉切除術および下大静脈再建法の術後患者である．手術時間は 14 時間 25 分，手術体位は仰臥位，出血量は 1,800 mL．体型は標準で，特に大きな既往歴はなかった．術前の生化学データは，Hb 8.5 mg/dL，Ht 25.4% で，やや貧血傾向にあった．
理論	手術時間が長く，術後の体動制限が加わることで褥瘡発生の危険度が増す．さらに貧血傾向があり，低栄養状態も加わって，褥瘡発生の危険度は高い．
方法論	局所の集中的な体圧を回避するために全身用のエアマットを適用した．さらに 2 時間以内の体位変換を加えることで，末梢循環の改善を図った．特に末梢皮膚温，皮膚色，痛みの有無，体圧の計測は，1 時間おきに観察を行った．
個人	全身状態の観察データのみで判断するのではなく，褥瘡発生の第一次的予防は，局所の観察が重要であることがわかった．それと同時に，2 時間おきの体位変換が理論上定説になっているが，対象の状態によっては，必ずしもそれに依らないことが多いと思われる．

フィールドノートの例

　フィールドノートのような非構成的な観察データを研究データとして用いることで，観察者の偏見や思いこみをも反映してしまう可能性も高く，このような調査方法について否定する人たちも多く存在します．しかし一方で，構成的な観察法であっても，人間の行動に関わる複雑さを孕んだ問題に関して，あまりにも一面的，機械的，表面的なデータで議論しているにすぎないという指摘もあります．

　確かに科学性において非構成的観察は，構成的観察ほどの厳格さはありませんが，むしろ人間の行動や社会事象についてより深い理解と，新しい発見が得られる可能性があるともいえます．特に，この方法を用いた際に注意すべきことは，「観察者自身が観察の道具そのものである」ということです．つまり，どのような観察データも道具の精度に依存することから，観察者自身の観察能力の水準がデータの信頼性に及ぶのです．このことからすると，非構成的観察法での調査では，研究者自身がフィールドノートをしっかりと記述するだけの専門的な能力・知識と経験が求められるのです．

●参加観察法と非参加観察法

　観察を進めていくうえで最も重要なことは，自然の状態のまま観察できるかどうかです．自然なまま観察する方法には，研究者と研究対象との関係性の質によって 2 つの異なった方法があります．

　1 つ目は，研究者自身が研究対象者の生活する世界のなかに入り込んで，研究対象との関わりを通して観察する方法〔参加観察法（participant observation）〕で，2 つ目

は，なるべく研究対象と研究者が関係をもたずに，あくまでも客観的な立場で研究対象を観察する方法〔非参加観察法(non-participant observation)〕です．この方法の場合には，研究者の存在が研究対象に意識されないようにすることが重要となります．

研究で捉えようとする対象の特質によって，それぞれの方法には，長所と短所があります．

参加観察法

参加観察法とは，研究者が研究対象の行動のもつ意味を十分に理解できにくい場合や，特にコミュニティ性の強い一定の集団を調査する場合に，外部からの観察のみでなく，その集団の構成員として参加し，行動をともにしながら観察を行う方法です．文化人類学や行動生態学などでは，このような観察法によってデータを収集しています．

参加観察法の場合は，研究者の身分を必ずしも隠す必要はありません．このことは「自然のままで観察する」ことと一見矛盾するようですが，研究者が長期に対象と関わることによって，その存在が意識されることが少なくなり，第三者的に観察する場合(非参加観察法)には捉えることのできない新しい発見を導く場合があるからです．看護実践においても，患者・看護師の役割関係の成立を前提として，まさしく実践場面そのものが参加観察法のデータの所在となっています．また学生や研究者の立場であっても，研究対象の理解を得ることができれば，十分にこの方法は成立可能となります．この際に注意すべき点は，時間をかけて研究対象との看護を通じた関わりをもつことが必要で，くれぐれも聞き取り調査で済むようなデータ収集に終わらせないことです．

参加観察法によるデータ収集は，看護研究においてはきわめて重要な位置づけにあり，質的研究の主要な方法論として多くの研究が行われています．

非参加観察法

非参加観察法とは，研究対象の行動を第三者として観察するものです．この方法では，できるだけ研究者の存在が目立たないようにして，研究対象の日常的な行動が妨げられないようにすることが求められます．そのためには，物理的にも心理的にも研究者は研究対象と隔離されることが理想といえます．しかし，実際の観察場面では，観察者が研究対象とまったく隔離されることは難しく，どうしても研究対象に気づかれてしまう場合が多いものです．このような場合でも，気づかれたことによるデータへの影響が少ないことが，この種類の研究を行っていくためには必要となります．特に，参加観察法的な要素を含んだ非参加観察法は準参加観察法と呼ばれ，この方法をとった場合，研究対象が研究者の存在によって，どの部分のデータに撹乱を起こしたかを考察の部分で十分に述べておくことが必要です．

非参加観察法を実施していくうえで，カメラやビデオなどの道具を用いて観察を行うことで，研究対象は，研究者から隔離された状況をつくり出すことが可能となります．

たとえば1つの方法として，気づかれないように観察場所にビデオカメラを設置し，録画された場面を後で分析する方法などが考えられます．しかし，観察の内容によっては，このような隠し撮りのような方法では，人権やプライバシーなどの観点から問題となることが多いので，十分な倫理的な配慮が必要となります．

また非参加観察法では，観察を行う前に，あらかじめどのようなデータを，どのように収集するかをしっかりと決めておく(構成的観察)ことが実りのあるデータを得るために重要となります．参加観察法においては，あらかじめ決めないことが新しい発見につながる，という立場をとるのに対して，非参加観察法においては，何に焦点を絞って観察し，どの部分を検証しようとするのかをあらかじめしっかりと認識しておくことが重要となります．つまり，演繹的推論に基づく研究過程をたどるのが非参加観察法の基本だといえます．

面接法

面接法は，研究者が研究対象と直接対面しながら必要な情報を得ていく手法です．面接法は，データ収集の手段によって「構成的面接」「半構成的面接」「非構成的面接」の3種類に分類されます．構成的面接は，面接によって得ようとする情報は明確にされており，面接ガイドラインもしっかりと立てられています．それに対して，非構成的面接は，日常的な対話から手探りで紐解いていくような形式をとります．その意味では，非構成的面接は帰納的推論に基づく研究で多く用いられます．

また，面接対象との関わり方によって「個人面接」「集団面接」「電話調査」などに分類されます．個人面接は，じっくりと時間をかけて1人ひとりの意識背景に迫るような場合に用いられます．その一方で，集団面接や電話調査は，構成的な面接によって集団の意識の傾向性を探る場合に多く用いられます．

●構成的面接

構成的面接は，質問の内容や回答の記録方式が厳密に決められている面接です．構成的な面接調査の典型的な方法は，質問紙を用意して調査者が質問紙を読み上げ，回答についてはいくつかの選択肢のなかから選んでもらうというものです．この方法の長所は，質問内容がわからないときには，回答者が調査者に直接聞くことができるために，回答の漏れが少なくて済むことです．また，面接技術のよし悪しに関わらないために，調査員の能力が影響することが少なく，一定の条件で質問の回答が得られます．

しかし短所として，面接が形式的になりがちで，コミュニケーションが十分に成立しがたいため，調査拒否されるか，不誠実な回答や本当のことを言わずに一般論で答えられてしまう場合が生じます．このような欠点を補うためには，調査の前に調査員に対して十分に研究の主旨説明をしておくと同時に，回答者に好意的に受け止めても

らえるような配慮が求められます．特に不慣れな調査員に対しては，このことについて十分な認識をもってもらうと同時に，研修や訓練などを行ったうえで実施することも大切です．

● 半構成的面接

半構成的面接とは，あらかじめ捉えようとする事象や現象に関わるいくつかの質問項目を準備しておき，その質問をきっかけに会話を展開して情報を集める面接です．きっかけとなる質問項目は，対象の生活歴や，対象が記述した日誌，あるいは研究しようとするテーマに関わる，ある特定の出来事などが使用されます．

特にテーマに関わる特定の出来事をきっかけとして面接調査を行う研究手法は，クリティカル・インシデント（critical incident）技法と呼ばれています．この方法は，観察可能なエピソードを含む実際の出来事に焦点を当て，その出来事が間違いなく研究対象である結果に何らかの影響を及ぼしたことを捉えていこうとするものです．たとえば，服薬の自己管理ができないことに対して「どうして服薬しなかったのですか」「なぜ服薬しなくてよいと思ったのですか」などの質問によって，その原因を紐解いていくような形式で行われます．

この方法をさらに理論・手法として深めたものに，ケリー（George A. Kelly）が述べたパーソナル・コンストラクト理論（personal construct theory）に基づいたレパートリー・グリッド法による面接調査があります．この調査は，ある結果に至った行動の過程は1人ひとり異なっているため，結果のみを捉えて議論するのではなく，その過程を面接によって丹念に聞き出そうと試みた手法です．

● 非構成的面接

非構成的面接は，面接者が面接にあたってあらかじめ質問内容を規定せずに，回答者との自由な会話から情報を集めようとする面接です．このような方法をとることの長所は，自然な会話場面のなかで研究者の意図している研究的な視点を押しつけることなく聞き出せることです．そのため，この調査には回答者との十分なコミュニケーションが求められます．また，そのための十分な準備と時間が必要となります．しかし，面接者の面接技術がデータの精度に大きく影響することから，学生や面接経験の少ない人などを面接者としないように十分に心がけなければなりません．この面接調査から得られるデータは，会話記録などのデータが主となることから，ビデオが用いられることがあります．その際には，回答者に十分な倫理的配慮を伴うインフォームド・コンセントを行っておくことが必要です．

● 個人・集団・電話調査

面接調査の代表的な方法として，個人面接，集団面接，電話調査などが挙げられます．

個人面接は，研究者と対象の1対1の対面で行われ，対象のペースに合わせて，じっくりと対象の意識の本質に迫ることができます．個人的な部分に入り込む内容の対話が多い場合には，あらかじめプライバシーが守れるような面接場所の準備と配慮が重要となります．

集団面接は，複数の対象に対して同じ質問を同時にすることで，同じ条件で面接が実施できます．集団面接の特徴は，集団内での個々人の特性や，集団自体の特質を捉えられることです．そこで，この方法は，集団内のグループダイナミクスを捉えようとする調査に有効で，捉えようとする内容が個々人の意識を問うものである場合には，集団内の強い意見に引っ張られる可能性が多くなるので，そのような調査にはあまりふさわしくありません．

電話調査は，対面ではなかなか得られない率直な意見を，あえて電話という手段によって捉えようとするものです．電話による調査は気軽に行われがちですが，電話による調査であっても，面接内容の十分な精査と面接ガイドラインの準備が必要です．また，あらかじめアポイントメントをとっておくことも重要です．

質問紙法

質問紙法は，研究者が直接研究対象と関わることなく，準備された質問項目に対して対象に答えてもらったものを分析していく方法です．質問紙法として最もよく用いられる方法に，「配票調査(アンケート調査)」があります．そのほか，質問紙法が適用される調査には，「集合調査」や「郵送調査」などが挙げられます．質問紙法によって行われる研究では，対面式ではなかなか答えにくいものが質問項目となるために，匿名性を確保することがきわめて重要となります．

また，この手法によって捉えようとするものは，個々人のなかにある多様性というよりはむしろ共通性の部分であるために，質問項目の設定には統計的な分析が可能となるような工夫と配慮が求められます．

● 配票調査

配票調査(アンケート調査)は，一般的に調査員が調査対象を訪問して回答を依頼し，数日後に再訪問して記入内容をチェックする方法により行われます．この方法は「配布回収調査」または「留置調査」とも呼ばれています．この調査法は大量調査に適した方法で，回答は調査対象の自由な時間に記入してもらえる利点があります．しかし，回答が調査対象に任されるために，虚偽や誤り，身代わり回答などの可能性が高くなる欠点もあります．

またこの方法は，比較的多数の母集団を設定し統計的な議論を行うことが前提となるため，標本抽出に十分配慮するとともに，有効回答率が少なくとも6〜7割以上期待できるような回答用紙の工夫と，対象母集団の設定が必要とされます．特に回収率

が低い場合，たとえば5割以下などの場合には，「難しい調査に応えることができた人たち」「調査に興味をもった人たち」あるいは「協力心のあるやさしい人」など，実際とは異なる要素がデータに反映されてしまうために，一般化しにくい結果となってしまいます．

この調査によるデータ収集時点における匿名性の確保は重要です．研究結果の公表では，匿名性に対する配慮を，研究倫理に則って協力者に確約しておく必要があります．このような匿名性の配慮として，あらかじめ回収のための訪問や記入内容のチェックを省き，回収箱を設けて自由に投函してもらう方法をとることもあります．

● 集合調査

集合調査は，調査対象を一か所に集めて，その場で質問紙を配布し，調査員が調査の主旨や回答の仕方などについて説明したうえで，回答してもらう方法で行われます．この方法は，集まったすべての人たちに対して同じ条件で調査の説明が行え，共通の前提に立って回答してもらえるので，調査結果の信頼性を上げることができます．また質問上の疑問点や理解しにくい箇所などに，直接研究者が応じることができるために，回答を漏れなく得ることができます．

さらに，この方法は調査の手間も費用も節約でき，多量のデータが得られることにおいてメリットが大きいといえます．しかし，この調査は集団で行われるために，その場の雰囲気に多くの人たちが影響される一方，調査員の説明や受け答えに偏りがあった場合でも，すべての回答に影響が出てしまう欠点もあります．

● 郵送調査

郵送調査は，質問紙を調査対象に郵送し，回答を記入したうえで一定期間内に返送してもらう方法です．調査対象と直接コミュニケーションがもてないので，調査対象に責任をもってもらうのは困難で，回収率は低くなることが多いです．一般に郵送調査の場合，回収率は6割以上あることが求められますが，郵送調査の場合この値を確保するのはきわめて困難です．そこで回収率を上げるために，質問を簡便にしたり，封筒や質問紙の見た目をきれいにしたり，必ず返信用の封筒を同封しておくなどの工夫と配慮が必要となります．

看護実践においては，退院した患者が入院中に受けた看護の専門的ケアの満足度に対して，このような郵送調査により定期的に調査・把握し，実践の向上に役立てる努力は必要で，この意味においては評価研究への利用価値は高いといえます．

● 質問紙の作成

質問紙を用いた調査では，質問の内容と質問形式のよし悪しは，調査の成否を左右するほど重要です．質問紙は，「基礎的質問項目」と「主題的質問項目」の2つから構

基礎的質問項目（フェイスシート）

性別，年齢，職業，学歴，続柄，収入，居住地など

主題的質問項目

作成上の注意点
①答えやすい質問項目から始める
②同じ質問内容の項目はまとめる
③事実関係の質問をまず最初に，後で意識の質問をする
④前の質問が後の質問に影響を与えるようなものは避ける
⑤質問項目が多くなりすぎないように注意する
⑥判断に悩むような質問は避ける
⑦定義が明快で，平易な言葉を用いる

図 23　質問紙の構成と作成上の注意点

成されるのが一般的です．

　基礎的質問項目は，分析のための説明要因として組み込まれ，性別，年齢，職業，学歴，続柄，収入，居住地など，調査対象の基本属性を問う質問項目です．一般的には調査票の冒頭部分におかれ，フェイスシートとも呼ばれています．この部分では，何でもかんでも質問するのではなく，研究の分析上必要最小限のデータに限ることが肝要です．

　主題的質問項目は，研究によって知りたいことに関する質問項目で，事実に関する質問と意識に関する質問の 2 つに大別できます．事実や意識の質問は，調査対象が答えやすいようにうまく配列して質問紙を構成することが必要となります．特に決まったルールはありませんが，**図 23** に示したような注意点に気を配って作成することをおすすめします．

　そのほか，質問文の作成にあたっては，できればプレテストなどを行って，質問紙が研究者の意図するものを捉えることができるか，回答に無理がないかなどについてチェックしておくことが必要です．また質問紙そのものではありませんが，調査対象に対して質問の主旨と協力を依頼する前文は，調査対象の調査に対する取り組みの強さを決定する重要な部分にもなります．できるだけ簡潔に主旨を記述し，多くの人たちに理解してもらえるようにする努力が必要です．加えて，調査用紙の最後には調査協力への謝辞を記載するのが礼儀ですので，くれぐれもお忘れなきように．

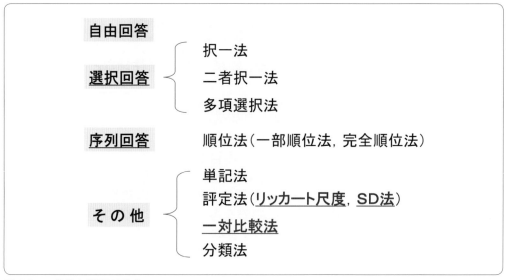

図 24　一般的な質問の形式

●質問の形式

　質問紙調査は，最終的には統計的な分析にもち込むことがほとんどです．そのため，質問紙作成の段階から，研究結果のプレゼンテーション（図や表での表現方法）までをも十分に意識した質問形式の準備が必要となります．一般的な質問形式には，「自由回答」「選択回答」「序列回答」の 3 種類があります（**図 24**）．

　自由回答は，回答者が自由に記入する方法です．この方法では，回答者の思いがストレートに伝わってくるために，研究にとって貴重な示唆を得る場合が多くあります．しかし，自由回答は回答が多様で統計的な議論をすることは難しいため，最終的に記述内容のコード化が難しい点が挙げられます．そこで明確な集計や分析できる見通しのない場合には，この回答方法はなるべくなら避けたほうがよいでしょう．しかし，個人の意見としてきわめて重要な記述が期待される場合などには，生データそのままを提示することによって研究上大きな意味をもつこともあるので，その使用にあたってはあらかじめ十分な検討が必要です．

　選択回答は，選択肢を複数用意し，提示したなかから選択してもらう方法で，質問紙調査のなかでは最も多く使用されます．その種類として二者択一法（「はい」「いいえ」など），多項選択法（無制限連記，制限連記）などが挙げられます．

　また序列回答には，順位法（一部順位法，完全順位法）などが挙げられ，究明しようとする内容によってはきわめて有効な知見が得られます．そのほか，単記法（1 つだけ書いてもらう），評定法（リッカート尺度，SD 法），一対比較法（「評定尺度」の項→ 55 頁参照），分類法などの方法があります．

　以上の質問形式のどれを選択するかは，どのくらいの回答データ量が期待できる

か，あるいはどのような統計学的検定にもち込むのか，またはどのように結果の表現を行おうとするかによって大きく左右され，ひいては研究の成果にも多大な影響を及ぼします．さらには，回答者には少なからず時間をとってもらうのだから（病者は，病をおして調査に協力してくれる），得られたデータを無駄にしないように，必要最小限の質問設定にしたり，負担のかからない工夫をするなど，質問形式や回答形式の設定にはくれぐれも慎重な検討が必要です．

● 選択回答の例

選択回答の種類には，択一法，二者択一法，多項選択法の3種類があります．択一法は，該当するものを1つだけ選択して答えてもらう方法です．二者択一法は，2つの異なった選択項目のどちらかを答えてもらう方法です．多項選択法は，3つ以上の選択項目のなかから，無制限に選ぶか，あるいは回答する数を制限して答えてもらうかの2種類があります．前者は無制限選択法，後者を制限選択法といいます．

● 序列回答の例

序列回答は，提示したいくつかの回答項目を並べ替えてもらい，その順位をもとにして調査対象総体の傾向を把握しようとするための方法です．そのために序列回答での質問は，選んで回答するようなものではなく，回答者1人ひとりの価値判断を反映するような事項によく用いられます．この手法によって，対象とした母集団全体の意識の傾向性などを捉えることができます．

そのほかの方法

● リッカート尺度

リッカート尺度とは，ある特定の事象や現象に対する対象者の態度を示すような質問項目に対して，数段階の選択肢のなかから1つ選択する方法で行われる態度測定法の1つで，一般的に5段階や7段階の尺度で構成されます．この方法は，産業心理学者のリッカート（Rensis Likert）が提案した方法であることから，この名前がつけられました．

この方法は，たとえばがん患者に対する告知の是非について，「強く賛成」「賛成」「どちらでもない」「反対」「強く反対」などの5段階のなかから1つを選んでもらうような形式で行われます．また，この場合には「どちらでもない」というような中立的なものを設定すると，多くの人たちがこの段階を選択する可能性が大きくなるために，中立的な回答を省いて4段階に設定して使用されることもあります．

分析手段としては，測定しようとする「態度」に関する複数の質問項目について段階評価を行ってもらい，調査対象としたすべての人たちのデータを各項目に点数化し，

累積することによって平均や標準偏差を求め，統計学的に態度傾向として表す方法で分析が行われます．しかし，この方法において注意すべきは，尺度化した段階が数学的に比率尺度として捉えがたいために，平均や標準偏差はあくまでも大まかな傾向であることを認識しておくということです．

● 一対比較法

一対比較法とは特定の食品や物品，ケア提供方法や病室などの療養の場などの刺激を，「好き-嫌い」「快-不快」といった心理的次元上に位置づける方法の1つです．この方法は，各刺激をほかの刺激と比較して，上位にあると判断された回数とその比率をもとにして各刺激間の距離を求め，特定尺度上に位置づけます．この方法の基礎となる比較判断の法則は，次の公式で求めることができます．

$$\bar{R}_i - \bar{R}_j = z_{ij} \sqrt{\sigma_{i2} + \sigma_{j2} - 2r_{ij}\sigma_i\sigma_j}$$

$\bar{R}_i$, $\bar{R}_j$：刺激 S_i と S_j にそれぞれ特有のものとして与えられた心理学的平均値
z_{ij}：単位正規分布の平均からの標準測度距離（偏差率）
$\sigma_{i2} + \sigma_{j2}$：分布 R_{hi} と R_{hj} の標準偏差
r_{ij}：分布 R_{hi} と R_{hj} の間の相関係数

この公式を適用すれば特定次元上での2刺激の距離 $\bar{R}_i - \bar{R}_j$ がわかり，i と j を順次組み合わせていけばすべての刺激を次元上に位置づけることができます．

この方法は，人間の判断の特性をよく配慮した方法であるといえます．つまり多くの変数を一度に提示されて判断するよりも，むしろ人間は一対のものの比較を通した判断のほうが回答しやすく，またそのことで信頼性が増すと考えられるからです．

● SD 法

人は，高齢者や病人，看護師や医師などに対して，さまざまなイメージや感情的な意味を付与しています．SD法は，それらのイメージに対して個人が抱く心理的な意味を数量的に測定するために，オズグッド（Charles E. Osgood）らによって開発された手法です．SD法は評定対象となる刺激を概念と呼び，この概念を評定者の意味空間上に位置づけることで，複数の概念間のイメージの違いや同一概念に対するイメージの個人差などを検討することが可能です．

方法は，研究対象となるイメージや感情的な意味を代表するような形容詞対〔よい-悪い（evaluation），強い-弱い（potency），速い-遅い（activity）などの視点〕を文献や予備調査などを通して選定し，選定した形容詞対ごとに5段階か7段階の評定尺度で答えてもらいます．分析は，プロフィールの作成（尺度ごとに評点の平均値と標準偏差を求める），因子分析（認知次元を確認する），概念間距離の算出（概念間の関連性を

示す），の3視点によって進められます．このSD法は，研究方法としてのみでなく精神科看護領域の診断手段としても広く用いられています．

実践的課題の解決に用いられる収集法

そのほか，看護研究の実践的課題の解決と同期して行われるデータ収集法がよく用いられます．ここでは，それらのなかから，比較的手法として確立している3つのデータ収集法について紹介します．

1つ目は，日本の研究者，川喜田二郎が開発したKJ（Kawakita Jirou）法です．この手法は，日本企業の新人研修などでも用いられ，企業の将来戦略などを立てる訓練に使用されています．

2つ目は，デルファイ法で，デルファイの名前は，古代ギリシャの地名に由来しています．この手法は米国のランド研究所で未来技術予測のために開発された手法で，現在では世界的戦略の方向性などの国際的意見集約などにも使用されています．

3つ目は，ソシオメトリー（sociometry）法です．ソシオメトリー法とは，いろいろな社会集団内の人間関係を明らかにして，その集団の社会生活全般や一部を改善しようとする理論，およびそのための方法の総称です．この手法は学校教育において，生徒同士の人間関係を把握し，その調整をはかるための手法として活用されています．

●KJ法

KJ法は，収集し蓄積された情報のなかから，当面する問題解決に必要なものを取り出して，互いに関連するものを整理・統合する方法の1つです．この方法は，個人で考えをまとめるとき，あるいは会議などで意見を創造的に構成する際などに有効です．看護の分野では，対象の看護計画を立てる際や，看護管理上の方策を立てていく際に，スタッフ同士の意見の整理や意思統一に役立てられます．KJ法の一般的な手順は，①記録，②グループ編成，③図解，④文章化の4つのステップで行われます．

①記録

テーマに沿って関連すると思われる事実や意見をできる限り拾い出し，紙片に記録する．

②グループ編成

①で記録された紙片をよく切り，机上にバラバラに広げて，意味の近いと思われるもの同士を集めて小グループに分ける．その後，再度読み返しながらそのグループの意味するところを「表札」として要約する．さらに「表札」を利用してより上位のグループに分ける作業を，これ以上まとめられないところまで繰り返す．

③図解

「表札」によって分類されたグループ同士の関連性を明確にする．そのためにKJ法

によって使用される関係を示す記号を使いながら平面上に位置づける．

④文章化

平面上に位置づけられた関連図を見ながら，テーマの内容を文章で表現する．うまく文章化できない場合には，図解の段階に戻ってやり直す．

なお KJ 法を活用するには，正則な基本訓練が必要とされています．正確な手順や方法については，必ず参考図書により学んでください．

● デルファイ法

デルファイ法とは，同一内容の質問を同一対象に対して数回繰り返すことによって，対象集団の意見の収斂をはかる方法です．2 回目以降の調査では，前回の結果を回答者に示し，対象は全体の意見の分布をみながら再評価する過程をたどります．これによって全体の意見を回答者に示しながら再検討が促されるために，特に価値観に関わる意見の収斂には，このような調査手法は通常のアンケートとは異なった長所を有しています．

第一に回答を求められている人は基本的に匿名で扱われるため，ブレイン・ストーミングなどで生じる，有力な人物の発言や大きい声の人たちに全体の意見が引きずられてしまうような問題を避けることができます．第二に，全体の回答をもう一度フィードバックするために，対象同士の相互作用を促すことができます．また第三に対象は主観判断で意思を決定しますが，統計学的に判断を引き出すことができます．以上のことから，デルファイ法は人間の価値観に関わるような意見の整理にきわめて適した方法といえるのです．

デルファイ法は，郵送で行う郵送デルファイ法と，対象が集合して行う即時デルファイ法があります．以下に，一般的なデルファイ法の手順について記します．

① それぞれの調査項目についての予測値（たとえば 5 段階で評価してもらう．あるいは優先順位をつけてもらうなど）を調査対象者にアンケート方式で尋ね，回答してもらう．

② 得られた予測値を項目ごとに集計して，その値の分布図を作成する．

③ 分布図を調査票とともに再度対象者にフィードバックし，ほかの対象の意見もふまえた予測値の再検討を依頼する．当人の予測値が全体の分布の範囲を超えるような場合には，その理由も記入してもらう．

④ 再度回答を集計し分布図を作成する．

⑤ さらに予測値の分布図をフィードバックし，重ねて予測値の検討を求める．

⑥ 以上の手順を，項目ごとに意見の変化が少なくなるまで繰り返し，最後に得られた値をデルファイ法の結果とする．

これまでにデルファイ法を用いた成果は，看護分野以外では都市計画における住民意識の収斂や，政策予測のための意思決定の方法などに使用されてきました．看護研究においても，専門職が看護実践にどのような価値づけをしているか……などの調査に利用され，看護実践の評価や看護管理分野の貴重な資料として利用されています．

●ソシオメトリー法

　ソシオメトリー法とは，社会集団における人間関係を，構成員の関係を手がかりに調査・分析し，その結果をもとにして，その集団の生活全般や一部を改善しようとする理論ならびに方法の総称です．看護研究においては，病棟での入院患者同士の人間関係，あるいは看護師と患者の人間関係などをこの調査により把握することで，患者の療養の場の調整や看護師チームとして援助体制の改善などに役立てることができます．

　ソシオメトリー法には，集団分析のソシオメトリーと個人分析のソシオメトリーの2種類があります．集団分析のソシオメトリーは，集団としての発達や凝集性，集団の特性などの分析に用いられます．個人分析のソシオメトリーは，個人の性格と集団内行動，個人に及ぼす集団効果，社会的知覚や学習，個人差の問題などに活用されます．

　ソシオメトリーの分析手法にはさまざまなものがありますが，一般的には，①ソシオグラムによる図示的表示，②数量的な解析を手がかりとして指数解析（index analysis）を行う，③マトリックスを用いてソシオメトリックな関係を数学的に表現し処理する（matrix analysis）などがあります．

信頼性と妥当性

　データ収集では何らかの測定用具を使用しています．これらの測定用具は，測定対象を正確に偏りなく，かつ客観的・効果的に測定できうることが求められます．測定用具には，機器やチェックリストなどの評価用紙による道具を用いた場合と，研究者自身が道具である場合があります．機器や評価用紙による測定の場合には，機器や用紙の性能と測定範囲が，その信頼性と妥当性を推し量る指標となります．そこで研究者は，それらの道具が，得ようとするデータをしっかりと捉えているかどうかを十分に認識したうえで使用することが重要です．

　一方，研究者自身が測定用具となる場合には，その信頼性と妥当性の保証には，十分な配慮が必要です．1つはデータを収集する人間が，その分野に精通しているエキスパートであることがその性能を保証することになります．特に質的研究が誰にでもできるような種類の研究ではないことは，このことからも推察されます．このほか，質的研究の場合には，信頼性や妥当性を保証するべきいくつかの手続きがありますの

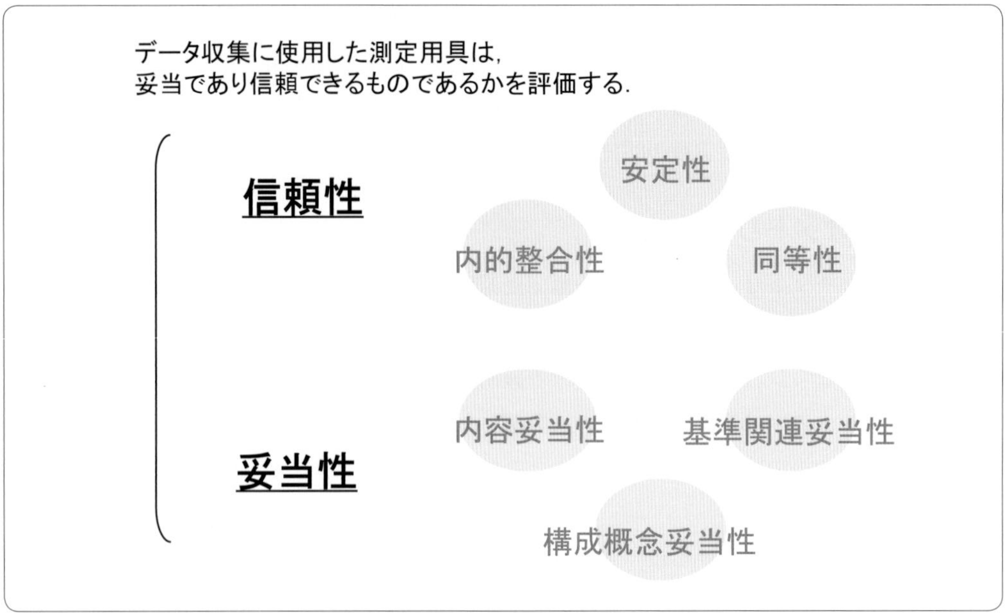

データ収集に使用した測定用具は，
妥当であり信頼できるものであるかを評価する．

信頼性
　　　　　　　　　　　　　　安定性
　　　　　　内的整合性　　　　　同等性

　　　　　　内容妥当性　　　基準関連妥当性
妥当性
　　　　　　　　構成概念妥当性

図 25　信頼性と妥当性

で，研究実施にあたっては十分に注意する必要があります（**図 25**）．

信頼性

　信頼性とは，測定用具の適切性を知る指標であり，信頼性の高さとは，測定しようとする属性の真の値をどれほど反映しているかによって決定されます．たとえば，ある体重計を使って体重測定をしたところ，1 回目は 67 kg，2 回目は 58 kg でした．ところが本当の体重は 64 kg であったとするならば，1 回目の測定誤差は＋3 kg，2 回目の測定誤差は－6 kg と，この体重計の信頼性は非常に低いといえます．

　データ収集のために測定用具を使用する場合，研究対象をどの程度正確に（精度），かつ一貫して（一貫性）データ収集ができるかを確認しておくことは重要です．ましてや新しい測定用具を開発した場合には，十分な検討が必要です．測定用具の信頼性を確かめる方法には，安定性，内的整合性，同等性の 3 つの方法があります．

● 安定性

　安定性を確かめる方法として，再テスト法という方法が行われます．これは，同じテストを対象に 2 度行い，得られたデータの相関係数値をもって，信頼性係数として表す方法です．たとえば，看護専門職の遂行能力を測定する指標を開発し，その測定用具の信頼性の検証を行っていく場合，検証対象となる複数の看護師に対して，1 回目に測定した得点と，2～3 週間後に行った 2 回目の得点の相関係数が 0.95 となった場合，かなり高い相関をもったことになります．この相関係数値により，信頼性の

程度を表すことになります．相関係数値の判読法は，目安として−0.3〜+0.3の範囲では相関は認められず，−0.3〜−0.5は弱い負の相関，+0.3〜+0.5は弱い正の相関，−0.5〜−0.7は負の相関，+0.5〜+0.7は正の相関，−0.7以下は高い負の相関，+0.7以上は高い正の相関があると判読するのが一般的です．

　再テスト法は，簡単でわかりやすい信頼性の推定方法ですが，注意点がいくつかあります．1つは，測定しようとする対象が，時間とともに変化するような態度や気分，知識や身体状況などのように1回目と2回目のテストの間に生じた経験によって変化してしまう事象や現象については，この方法は適しません．また1回目の回答における記憶の干渉が2回目の回答に影響を与えてしまうような事象についても，十分な配慮が必要となります．

●内的整合性

　内的整合性(信頼性)は，測定尺度のすべての項目が，測定しようとする属性をどれだけ反映しているかの度合を指します．つまり測定用具は，対象の属性以外の影響が極力生じないように設計されなければなりません．内的整合性を表す最も代表的なものに，折半法があります．この方法は，ある特性を把握しようとする質問項目の集合を，ある条件で2群に分けて，その2群間の相関係数を用いて内的整合性を判断するものです．2群に分ける方法で最も一般的に行われるのは，偶数項目と奇数項目を用いる方法です．しかし折半法で行った推定は，実際の項目数の半分の量で推定するために信頼性が低くなってしまう傾向があります．そのため，相関係数を修正して実際の信頼性を推定する方法としてスピアマン・ブラウンの公式が提案されています．

$$rl = \frac{2\,r}{1+r}$$

（r：折半法での相関係数　　rl：テストの信頼性）

　それでも折半法には，折半の仕方を変えてしまうと，信頼性の推定も変わってしまう欠点を抱えています．そこで，この欠点をも補うような推定方法が開発され，現在では最も一般的な方法として，クロンバックのアルファ(Cronbach's alpha)係数が用いられるようになっています．つまりアルファ係数とは，項目相互間の相関度を示すものです．

$$\alpha = \frac{kr}{1+(k-1)r}$$

（k：項目数　　r：全項目の平均相関）

　アルファ係数は，k個の項目からなる測定手段に対する，すべての可能な項目間の信頼性の平均を示すことができるものです．

● 同等性

　同等性とは，同じ対象の同じ特性について測定する際の測定用具の信頼性を推定する方法です．一般には観察者間信頼性という方法で実施されます．つまり訓練を受けた2人以上の観察者が同時にある現象を観察し，それぞれ別々に，あらかじめ決められた方法に従って記録をとり，それらの記録の一致度を計算することによって測定用具の信頼性を調べようとする方法です．

$$観察者間信頼性 = \frac{一致した項目の数}{一致した項目の数 + 一致しなかった項目の数}$$

　観察者間信頼性は，測定用具の信頼性の評価のみならず，観察者の能力に大きく左右されます．特に観察者の経験や専門性が反映されるような測定用具においては，十分な訓練を行った観察者の能力判断が重要な注意点となります．

妥当性

　妥当性とは，測定用具が測定する対象を，どの程度正しく測定しえているのかを判断する方法です．たとえば，ミラーテストといわれる肥満度の測定法があります．これは，鏡に映った自分の姿を見て太っているかどうかを判断する方法です．この測定から得られた結果は主観的な評価ではありますが，客観的な肥満度や胴囲などの評価と関連づけることによって，この測定方法がどれだけ肥満度を測定するのに妥当であるかどうかが評価できます．このような測定手法に対する妥当性を判断する方法は，一般的に内容妥当性，基準関連妥当性，構成概念妥当性の3つに分類されます．

● 内容妥当性

　内容妥当性とは，標本抽出が，その測定指標によって適切になされているかを主観的に評価する方法です．通常，この方法は主観的な評価であるがゆえに，その分野の専門家による判断の一致度によって求められます．たとえば，がんの告知や安楽死の問題のような個々人の考え方が異なった複雑な課題に関する測定用具を作成する場合には，その測定用具の妥当性を満たすために，その分野の専門家に依頼して，質問項目が分野全体を正しいバランスで適切に代表しえているかどうかを判断する必要があります．内容妥当性の有無とは，この際の判断の一致度によって確認されます．

● 基準関連妥当性

　基準関連妥当性とは，測定用具をあらかじめ属性の傾向が予測できる基準標本集団に適用して，そのとおりになっているかどうかを確認することで得られます．前記の例で示したミラーテストによる肥満度の妥当性は，この基準関連妥当性によって確認

される代表的なものです．看護教育分野の研究においても，入学試験の妥当性を確認するための手段として，入学試験の成績と入学後の成績との関連を求めることは日常的に行われています．この方法は基準関連妥当性によって行われる研究例の典型です．

● 構成概念妥当性

　構成概念妥当性とは，測定用具が研究者の知ろうとする概念を測定しえているのかを確認するために，既知グループとの比較による試みや関連測定ツールなどの結果と比較して評価する方法です．この方法において特に重要なことは，理論的考察によって予測されたものとの関係の分析と検証です．つまり死の不安についての測定用具の妥当性を調べる場合には，その測定法が広く受け入れられている近い概念を捉えることのできる既存の理論と，どの程度合致しているかを調べることで評価されます．

何が起こっているか，事実を把握する
（調査研究と質問紙調査）

　臨床で実施される調査研究は，大きく２種類に分けられます．１つ目は，臨床での看護実践を通して得られた仮説や概念枠組みを検証（観察法，面接法，質問紙法，郵送調査）し，その後の看護ケアの改善に役立てようとするものです．２つ目は，臨床での看護ケアの実態を質的・量的に把握し，業務の改善につながるような看護管理上の指針を得るものです．

　よく臨床家から受ける質問に，「この質問紙で研究しようとしたら何名くらいのデータが必要ですか」という相談があります．それに対して私は，「統計学的にいうと，可能な限り，多ければ多いほどよいのですが……」と答えています．しかし臨床でとれるデータには限界があります．そのため，質問紙調査では，たとえ数が足りなくても，捉えたい対象の一端を捉えることができ，しっかりとしたデータ分析（文献検討との比較）をすれば，それも立派なデータとなります．

　しかし，研究としてデータを集めるには，いまだ大雑把すぎます．井戸端会議方式で質問項目を設定するにしても，自分たちは何を明らかにしたいのか，どのようなことを患者さんたちから聞き出したいのかを，しっかりとした文献検討を経て，その過程のなかで仮説や概念枠組みを検討していくべきです．何でもかんでも聞いて，その後でまとめようとするのは予備調査で，データ収集としては乱暴すぎます．まずは対象の負担を最小限にとどめるような方法から始めるべきです．

　本文中に示しましたが，概念枠組みや仮説を質問紙調査に結びつける流れをしっかりと確認しておくことが大事です．

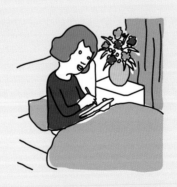

質問紙調査を患者さんたちに負担をかけずに行うためには，まず，研究者自身が何を明らかにしたいかを，しっかりと概念上で位置づけておく必要があります．その概念上の整理の方法論として，井戸端会議的なフリーディスカッションやブレイン・ストーミング［創造性を開発するための集団的思考の技法．会議のメンバーが自由に意見や考えを出し合って，すぐれた発想を引き出す方法［『広辞苑』（岩波書店）より］］もありますが，まずは文献の検討が最優先事項です．そのうえで，創り上げられた概念枠組みがあってこそ，得たいデータに漏れのない質問項目を明確にできます．質問紙調査では，複雑な臨床の課題をすべて捉えることはできません．そのためにも研究者が，どの視点から何を明らかにしようとするのかの方向性をはっきりと示す（モデル化）ことが大事になります．

　できれば質問項目を作成している時点で，おおかたの結果のプレゼンテーションのイメージができあがっていると，必要となる統計学的分析も明らかとなります．つまり，統計学的分析を通して，研究者が意図する結果が浮き彫りになるように，あらかじめ質問形式をしっかりと選択しておくことが重要となります．

　結果のプレゼンテーションに効果的に結びつくような質問形式には，一般的に自由回答方式，選択回答方式，序列回答方式があります．そのほか，統計学的分析に応じたいくつかの質問形式があります．

　自由回答方式は，回答者に自由に記述してもらう方法です．統計学的な分析に結びつけるには難しいですが，回答者の本音や研究チームが意図しなかった事柄が出てくることもあり，結果の考察において大変参考になる質的なデータを得られます．

　選択回答方式は，択一法，二者択一法，多項選択法があります．択一法は，研究者が聞きたい項目をいくつか設定して，そのなかから選んでもらう方法です．複数個のなかから1つ選んでもらうのが択一法，2つから1つを選択してもらう（「はい」と「いいえ」など）のが二者択一法，多項からあてはまるものをいくつでも選んでもらうものが多項選択法です．

　また，回答方法の工夫で，対象の深層を明らかにできる手法として，序列回答法があります．序列回答法は，いくつかの設定した項目について，回答者に重要度や必要度などについて序列をつけてもらう方法です．序列をつけてもらうことで，回答者の隠れた認識を捉えることができます．

　また尺度開発された方法（中範囲理論）を積極的に用いてみることも選択肢としてあります．設定した構成概念のなかには，尺度開発などの研究によって，信頼性も妥当性も確保されているため，定量的に測れる可能性があるものは，積極的に利用してみるのも大事です．

5

データ分析

　データ分析は，データ収集によって集められた粗データを一定の手続きによって集計して，分析する過程，つまり，集めた材料を製品として加工する過程です．ただし，集めた材料がよくても，加工が不適切だとよい製品はできません．この加工の過程で必要な道具として用いられるものとして，量的研究では統計学的手法，質的研究では分析的帰納法，グラウンデッド・セオリーなどが主なものとして挙げられます．このSection ではその代表的なものを学びましょう．

データ分析

データ分析法の種類

　データ分析には，量的データ分析と質的データ分析の2種類があります（**図26**）.

　量的データ分析は，量で捉えた実態を統計的な手法によって記述・推測することによって，研究対象の量的実態やその予測および変数間の関係性を明らかにします．質的データ分析は，量的データほど分析手法は定まってはいません．それは，質的データ分析が，必ずしもこれまでの科学的認識を前提としない新しい理論の創出に関わるため，さまざまな哲学的思想を背景に，その手法も一定ではないことが理由として挙げられます．ここでは，代表的ないくつかの分析手法に絞って紹介します．

尺度データの種類

　量的データ分析で扱う数値は，4つの異なる尺度データとして分類されます．1つ目は名義尺度で，数値はほかと区別するために使用され，認識番号としてのみ機能するものです．2つ目は順序尺度で，数値の大小関係に意味をもたせたもので，運動会における徒競走の順位や，クラスでの学業成績の順位などが該当します．3つ目は間隔尺度で，差が等間隔な規則をもっている数値ルールがあるもので，足し算や引き算が可能となります．これに該当する種類のデータとして，温度や湿度，試験の得点などが挙げられます．4つ目は比率尺度で，間隔尺度の性質を有しながら，さらには比率関係があり，絶対的原点が定まっている数値ルールを有するもので，加減乗除の計算が可能となります．これに該当する種類のデータとしては，身長や体重，年収などが挙げられます．

　データ収集にあたり，研究対象となる事象がどのような尺度データとして捉えることが可能かを認識することは，量的研究の実施可能性の重要な決め手です．量的データ分析においては，この尺度データの認識をしっかりともつことは，統計的分析手段を決めていくうえでもきわめて重要となります．

量的データ分析の方法

　量的データ分析の方法には**図27**のような種類があります．

記述統計

　量的研究によって集められたデータは，まず，その集団の性質を把握するための分析を行う必要があります．このような場合に用いられる統計学的な手段として記述統計があります．記述統計は，集めたデータの性質を，簡潔・明瞭に，わかりやすく表

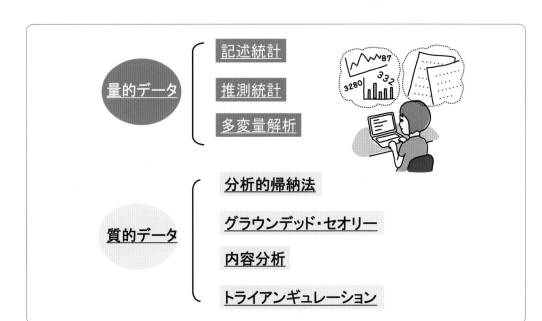

図 26　データ分析の方法

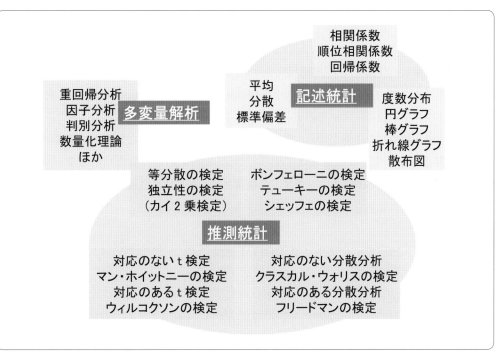

図 27　量的データ分析の方法

現するための手法で，大きく代表的な特性値を「代表値と散布」で示す場合，複数の変数の関係性を「回帰分析と相関」によって表す場合，および「グラフ表現」する場合などがあります．

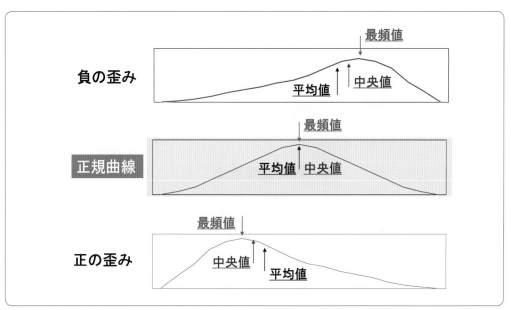

図 28　代表値（平均値，中央値，最頻値）

代表値

　収集した量的データ（間隔尺度や比率尺度）から，一応の対象集団の特性を把握する方法として，平均値（mean）や中央値（median），最頻値（mode）などの代表値があります．平均値は，すべてのデータの合計をデータ数で除したもので，私たちの日常生活でも頻繁にこの値を求め，得た数値の価値や位置づけなどについて予測することが多くあります．中央値とは，すべてのデータの 50％ の位置にあるデータ（上にも50％，下にも 50％）のことです．最頻値とは，最も頻繁に現れたデータのことです．

　以下に具体例を示します．

・データ：3, 5, 6, 7, 7, 7, 8, 10, 11, 12, 14
・最頻値 = 7
・中央値 = 7
・平均値 = $(3 + 5 + 6 + 7 + 7 + 7 + 8 + 10 + 11 + 12 + 14) \div 11 = 8.18$

　これらの 3 つの値の関係性は，対象とする集団の分布特性を反映します．たとえば，中心傾向をもつ分布を用いてこの関係性を考えると，統計学的な検討を行っていくうえで基本となる理想的分布である正規曲線（正規分布）では，平均値と中央値，最頻値は重なっています．しかし，この分布は理想であって，現実のデータはこのような特性を示すものは稀です．そこで，最頻値や中央値を求めることによって，このよ

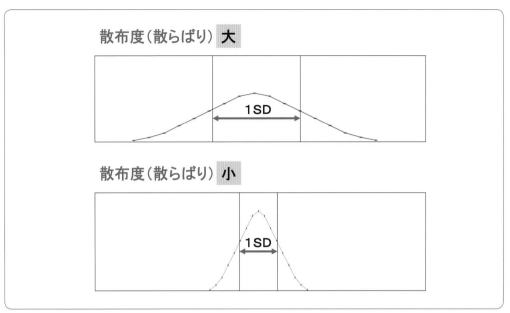

図 29　散布（散らばり）

うな正規曲線からどのような歪みを含んだ分布特性になっているかが把握できます（図 28）.

　たとえば，あるクラスの数学の試験の平均点は 58 点で，自分の得点は 65 点だったとします．この 65 点は，その分布特性が「負の歪み（左に長く伸びる）」をもつものである場合には最頻値と重なり，あまり希少価値のある得点ではありません．しかし，その分布の特性が「正の歪み（右に長く伸びる）」をもっている場合には，意味が異なります.

散布（散らばり）

　対象集団から得られたデータ（間隔尺度や比率尺度）の分布特性を把握する方法として，散布状態があります.

　図 29 の 2 つのグラフのデータは，平均値は同じですが散布状況が明らかに違います．平均値だけから判断すると，これらは同じ集団の特性をもっていると解釈されます．このような散らばり具合を数値として表現する方法に，分散（variance）があります．分散とは，対象集団全体の平均と個々の値の差を 2 乗した総和をデータ数で除した値（偏差の 2 乗平均値）です．平均値からの値が離れたデータが多いほど，この値が高くなります．この値の大きさを比較することで，散らばりの比較ができます.

　分散で得られた結果は 2 乗したため，値が非常に大きいものとなります．そこで統計学では，正規曲線の散らばり具合の指標として，分散の平方根の値を求め，標準偏差（SD：Standard Deviation）として用いる場合が多いです．これは，数学的な手続

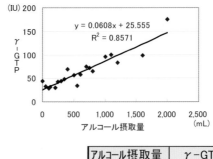

相関係数

アルコール摂取量（mL）	γ-GTP（IU）
200	30
750	72
800	64
250	42
550	34
600	58
100	28
300	44
350	48
400	68
500	56
1,600	98
120	31
1,000	95
50	32
1,200	82
0	44
2,000	175
700	74
1,100	100

1日のアルコール摂取量とγ-GTPの相関

$y = 0.0608x + 25.555$
$R^2 = 0.8571$

	アルコール摂取量	γ-GTP
アルコール摂取量	1	
γ-GTP	0.9258	1

相関係数値

図30　ピアソンの相関係数

きとして，分散を求める際に行った2乗（マイナスの値を解消するために行った）を戻すために平方根にすることで，実際の値に近似させて解釈できるようにした方法なのですが，別の大きな利点も生み出しました．それによって得られた値の範囲〔平均値を中心に標準偏差の範囲（±1SD）〕の積分値（面積）は，分布グラフ全体の積分値の約7割（68.3％）の幅を示す範囲として得られたのです．この値は，その対象母集団のなかの高くもなく低くもない「中間的値（普通）」を示す範囲だと解釈できます．普通を示す値の幅は，図29の上では広く，下では狭いことが示されています．つまり，この幅（標準偏差値）の違いが，散らばりの度合として代表されます．

相関係数

相関係数は2つの変量の類似の度合を数値で表したもので，2つの確率変数の間にある線形な関係の強弱の指標として表されます．相関係数は−1～1までの値をとります．その値によって相関があるかないかを決定します．相関係数の絶対値の範囲によって，おおむね $0 \leq |r| \leq 0.2$ は「ほとんど相関がない」，$0.2 \leq |r| \leq 0.4$ は「やや相関がある」，$0.4 \leq |r| \leq 0.7$ は「かなり相関がある」，$0.7 \leq |r| \leq 1$ は「強い相関がある」と解釈します．

図30の例では，1日のアルコール摂取量（mL）とγ-GTP（IU）の相関の度合を確認するために，相関係数を求めた結果です．まず，2つの変量を座標上にプロットして，その散らばり具合から視覚的に相関の度合を認識します．この時点でも，相関の有無はある程度確認できますが，統計的には代表値で表すことが必要となります．そこ

で，すべての座標点から最も近い距離にある直線を求めます（最小2乗法）．つまりこの直線が回帰直線と呼ばれ，その傾きが相関係数を求めるための重要な手がかりとなります．

しかし，求められた直線がすべての座標点によって代表されていればよいのですが，ある特定の座標点が直線の傾きを決定づけてしまう場合もあります．そこで，回帰直線と座標の散らばり具合を判断材料として，計算によって求められた相関係数の値を解釈する必要があるでしょう．例では，視覚的にも回帰直線がすべての座標の散らばり具合を代表していると認識できます．

図30の場合には，回帰式によって求められた相関係数値は，0.9258と，かなり高い値を示しています．そこで，1日のアルコール摂取量とγ-GTPの値は，かなり高い相関があるものといえます．ちなみに，ここで示されているR^2値は決定係数で，この値は，その回帰式で目的変数をどの程度説明できるかを示す統計量です．この例の場合，決定係数が0.85なので，この回帰式で目的変数の変動全体の85％を説明できていることを示します．決定係数がR^2値といわれるのは，「その回帰式で説明される変動」÷「総変動」の式を変形していくと，相関係数の2乗値に一致したからです．

回帰分析

回帰分析とは，1つないしそれ以上の説明変数により1つの目的変数を予測しようとする分析のことです．1つの説明変数によって目的変数を予測しようとするのは，単回帰分析といいます．それに対して，2つ以上の説明変数によって目的変数を予測しようとするのは重回帰分析といいます．よく考えてみると，世のなかの事柄が，たった1つの要因だけで決まると考えるほうが特殊なので，たいていの場合には，重回帰分析による分析が現実的です．

解析例は，目的変数が「病院のよし悪しを決定づけている要因（得票数）」であり，説明変数は，「看護サービス」「清潔さ」「医師の知識・技術」「立地条件」の4つの質問項目により成り立っています．まず，回帰分析を行う前に，目的変数とすべての説明変数の相関関係性について把握するために，散布図を描きます．そのうえで，大まかな相関の在処を視覚的に予測します．さらに，項目間の相関係数を求めて，各変数間の相関性を捉えます．そのうえで（重）回帰分析を行って，目的変数を決定づけている要因を探ります．

●散布図

図31は，Excelで入力した集計表，および目的変数（得票数）とすべての説明変数との関連を散布図として表したものです．この散布図をみてわかることは，「立地条件」は得票数とあまり関係性を示していないこと，そのほかの説明変数はやや右上がりの正の相関を示す傾向にあることです．なかでも，「看護サービス」は得票数と関係

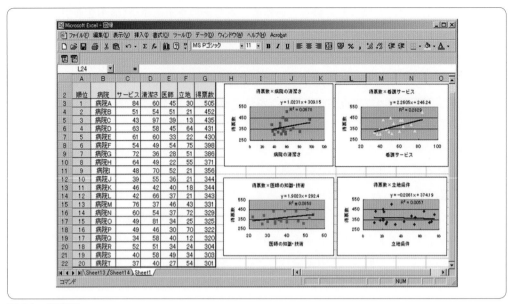

図 31　散布図

性が深そうなことは，何となく予測できるのではないでしょうか．回帰分析を進めて
いく際には，まずは目的変数とすべての説明変数との単回帰分析を行って，それ以上
の分析（重回帰分析）を進めていく必要があるかどうかをこの時点で判断することが重
要です．

● 相関係数

　目的変数と説明変数間の相関係数を求めると**表 4**のようになります．この相関係
数のなかで，最も相関係数値が高いのは，「得票数」と「看護サービス」で 0.532 です．
この値から「看護サービス」は，よい病院の評価につながる「得票数」に大きな影響を与
えていることが予測されます．次に高い値は，「清潔さ」と「立地条件」の関係で，
−0.481 です．この関係は負の相関ですから，立地条件が悪い病院が，清潔であると
いう関連が見出されています．また，やや低い値ではありますが，「医師の知識・技
術」は，「得票数」と関連した傾向がみられています．

　この段階で，病院のよし悪しの判断に影響を及ぼす最大の要因は，「看護サービス」
であるといえそうです．しかし，この結果は単回帰分析の結果なので，さらに重回帰
分析によって，設定した変数すべての関係性のなかでいえるかどうかについて検討を
加えます．

● 要因の抽出

　図 32 は，Excel によって重回帰分析した結果を示したものです．以下に主要な用
語の解説をしました．この結果からも明らかなように，統計学的には，病院のよし悪

表4 相関係数

	看護サービス	清潔さ	医師の知識・技術	立地条件	得票数
看護サービス	1.000				
清潔さ	−0.284	1.000			
医師の知識・技術	0.016	0.181	1.000		
立地条件	0.343	−0.481	−0.134	1.000	
得票数	0.532	0.260	0.293	−0.076	1.000

単純な相関では・・・

- 得票数と最も関連のあるものは「看護サービス」だ！
- 「医師の知識・技術」もやや関連がある
- 「看護サービス」や「清潔さ」は，「立地条件」との関連がみられる．

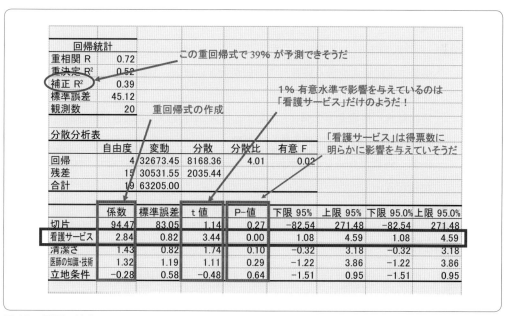

図32 要因の抽出

しを決定づけている要因は，「看護サービス」のよし悪しであることが明らかとなりました．今回のサンプル数や変数の設定からは，そのほかの説明要因との関連性は捉えることができませんでした．

- 重相関R：実際の観測値と重回帰式で求められた値との相関
- 重決定R^2：予測値の変動を実際のデータの変動で割ったもの
- 補正R^2：パラメータの数の影響を割り引いた決定係数．この値は，重回帰式で予測できる程度を示している

Spearman's rank correlation

X axis= アルコール摂取量(mL)	*Y axis=* γ-GTP (IU)	rank X	rank Y
200	30	5	2
750	72	14	14
800	64	15	12
250	42	6	6
550	34	11	5
600	58	12	11
100	28	3	1
300	44	7	7
350	48	8	9
400	68	9	13
500	56	10	10
1,600	98	19	18
120	31	4	3
1,000	95	16	17
50	32	2	4
1,200	82	18	16
0	44	1	7
2,000	175	20	20
700	74	13	15
1,100	100	17	19

＜スピアマンの順位相関係数＞

$$\gamma_s = 1 - \frac{6\Sigma(X_n - Y_n)^2}{n(n^2-1)}$$

順位に変えた値をもとに相関係数を求める.

Spearman	one-tail	P=2.76402774333597E-08	
rs=0.90199	0.376592	P<0.05	(危険率5%以下で有意差あり)
rs=0.90199	0.511872	P<0.01	(危険率1%以下で有意差あり)
	two-tail	P=5.52805548667195E-08	
rs=0.90199	0.441221	P<0.05	(危険率5%以下で有意差あり)
rs=0.90199	0.55699	P<0.01	(危険率1%以下で有意差あり)

図 33　順位相関

・係数：重回帰式を導く係数．この値が大きいほど，目的変数に対する影響力が大きい

・重回帰式：得票数＝2.84×(看護サービス)＋1.43×(清潔さ)＋1.32×(医師の知識・技術)－0.28×(立地条件)＋94.47

・P-値：係数が0になる確率値．この値が高いと容易に0になりやすい．5%以下が目安？

・t 値：係数が0になるという仮説が棄却されることを確認する値

順位相関

2つの変数が間隔尺度であれば，前述したように相関係数は一般的にピアソン(Peason)の相関係数が使われます．しかし，順序尺度で表されている2つの変数の相関を求める際には，スピアマン(Spearman)の順位相関を使用します．

図 33 は，相関係数の項で用いたデータを使用して，そのデータを順序に置き換えて相関係数値を求めたものです．ピアソンの相関係数では0.9258という値でしたが，順位相関では0.9019と，少し低い値となりました．特に，2変数が間隔尺度であることが保証されない場合には，順序データに置き換えて順位相関を求めることで，その相関性を表します．

記述統計のグラフ表現

記述統計におけるグラフ表現は，表現の仕方そのものが結果をメッセージする最大

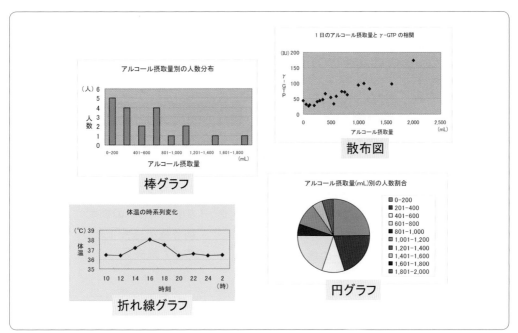

図 34　記述統計のグラフ表現

の武器となります．そこで，あまり奇をてらったグラフ表現をして，ことさらにわかりにくくなってしまうことを避ける必要があります．

　一般的には，**図 34** に示したような 4 種類のグラフ表現があります．棒グラフは，横軸が名義尺度，縦軸に各カテゴリーが示す数量（比率尺度・間隔尺度）が示される際に用います．折れ線グラフは横軸のカテゴリーが，何らかの連続性をもっている場合（順序尺度・間隔尺度）に用います．そこで，その変化が線で結ばれた形としてわかりやすく表現されます．散布図は，縦軸と横軸ともに数量データ（比率尺度）の場合に用います．円グラフは，分類されたカテゴリー（名義尺度）が，全体のなかで占める割合を表す場合に用いられます．

推測統計（特に比較統計）

　データ収集を行ううえで，対象とした母集団内のすべてのデータを集めて解析することは理想ですが，ほとんどの場合不可能です．そこで，母集団を代表するサンプルを標本抽出によって収集し，それを用いて推測することになります．推測統計は，このようなサンプリングによって得られた少ないデータから，2 つ以上の母集団の性質を比較・推測する（検定する）ための統計手法です．

　推測統計は，対象としたサンプルの母集団分布の特性によって（パラメトリック検定とノンパラメトリック検定，**図 35**），あるいは，比較する母集団同士の対応関係

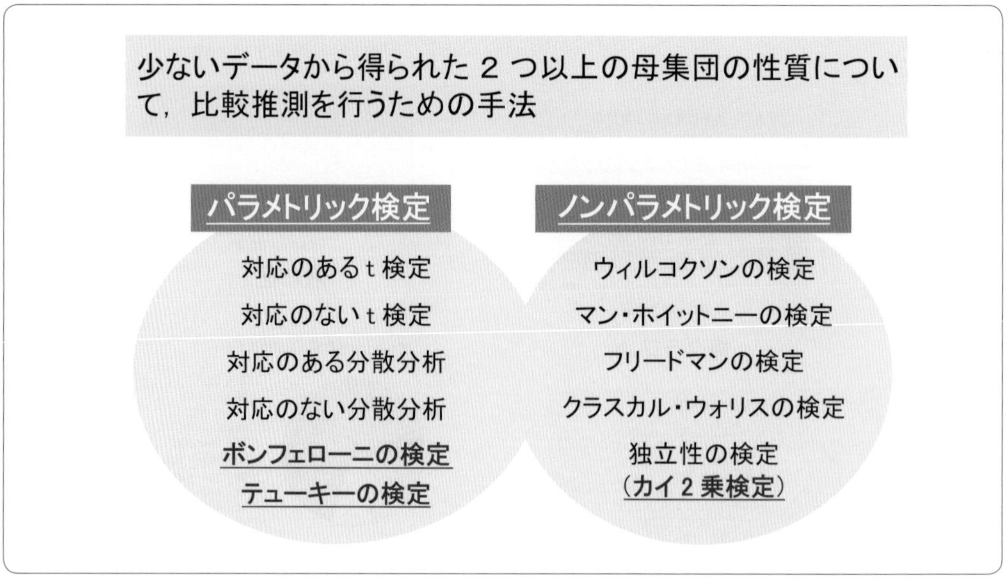

少ないデータから得られた 2 つ以上の母集団の性質について，比較推測を行うための手法

パラメトリック検定	ノンパラメトリック検定
対応のある t 検定	ウィルコクソンの検定
対応のない t 検定	マン・ホイットニーの検定
対応のある分散分析	フリードマンの検定
対応のない分散分析	クラスカル・ウォリスの検定
ボンフェローニの検定	独立性の検定
テューキーの検定	（カイ 2 乗検定）

図 35　推測統計の種類

の有無（対応のある検定と対応のない検定）によって，その統計の手続きは大きく異なっています．そこで実施に際しては，分析対象となるデータの特性を十分に認識した適切な統計手法を選択する必要があります．

検定の選択条件

　推測統計によって検定する方法は，得られたデータの母集団の特性によって異なります．検定の方法を決めるには，2 つの基準があります．

　1 つ目は，収集した標本が「パラメトリック」（正規分布に基づいた母集団）か，あるいは「ノンパラメトリック」（特定の母集団分布によらない）かです．つまり統計的推計をしていく場合では，基準となる理論上の分布を前提に進めます．パラメトリックは，正規分布を理論上の分布と仮定しますが，ノンパラメトリックは，特定の母集団分布を仮定しません．身長や体重などのデータは，一般的分布特性として正規分布に基づきますが，人間が感じる音の単位であるホーン（phone）や，光の単位であるルクス（lx）などは，必ずしも正規分布に基づいた母集団特性をもっているとはいえそうもありません．このような場合には，ノンパラメトリックとして扱い，それに準じた検定を行うのが得策といえます．

　2 つ目は，比較母集団同士の関係が，「対応がある」か，あるいは「対応がない」かです．「対応がある」ときは，同じ被験者集団に対して，実験操作を加えた前後の比較を行うような場合が考えられます．それに対して，「対応がない」ときは，別の被験者集団を設定して，集団ごとの比較をする実験の場合が考えられます．このように，異なる母集団の比較検定を行う場合には，対象とするデータがこの 2 つの基準のどちら

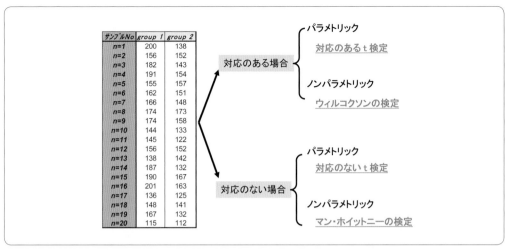

図 36　検定方法の選択

であるかを見極めた検定方法の選択が重要です.

2 標本の比較

　図 36 は,2 つの標本に対する 20 人分のダミーデータです.もし,この 2 標本の関係に対応があり,かつ標本の母集団分布が正規分布に従う(パラメトリック)特性をもつ場合には,「対応のある t 検定(母平均値の差の検定)」を行います.正規分布に従わない(ノンパラメトリック)場合には,「ウィルコクソンの検定(Wilcoxon signed rank test)」を行います.これに対して,2 変数の間に対応がなく,かつその母集団特性が正規分布に従うならば,「対応のない t 検定」を行います.正規分布に従わない場合には,「マン・ホイットニーの検定(Mann–whitney U test)」を行います.研究者は,収集するデータの特性を十分に把握したうえで,適切な検定をすることが求められます.以下,この 4 種類の検定の具体例を紹介します.

● 対応のある t 検定

　ここでは,ある実験操作を加える前後の最高血圧値の変化を例として考えましょう.この実験では,20 名の被験者に依頼して,同じ被験者を用いて前後の変化データを捉えています.つまり 2 つの標本は「対応のある」母集団です.血圧値は,一般的には正規分布に基づく「パラメトリック」データと考えますから,この場合には「対応のある t 検定」が検定手段として選択されます.対応のある t 検定は,それぞれの標本(前と後)の対応関係にあるデータの差(differ)の値に基づいて実施されます.

　実験前後の比較は,そのほか,標本ごとの平均値と標準偏差(データの散らばりの指標),標準誤差(データの正確さの指標:$SD \div \sqrt{n}$)などの値も参考として,結果を読みとることになります.図 37 の例では,平均値から実験後のほうが最高血圧値は

paired t test

サンプルNo	前	後	differ
n=1	200	138	62
n=2	156	152	4
n=3	182	143	39
n=4	191	154	37
n=5	155	157	-2
n=6	162	151	11
n=7	166	148	18
n=8	174	173	1
n=9	174	158	16
n=10	144	133	11
n=11	145	122	23
n=12	156	152	4
n=13	138	142	-4
n=14	187	132	55
n=15	190	167	23
n=16	201	163	38
n=17	136	125	11
n=18	148	141	7
n=19	167	132	35
n=20	115	112	3
mean	164.4	145	19.6
SE	5.187	3.52	4.25

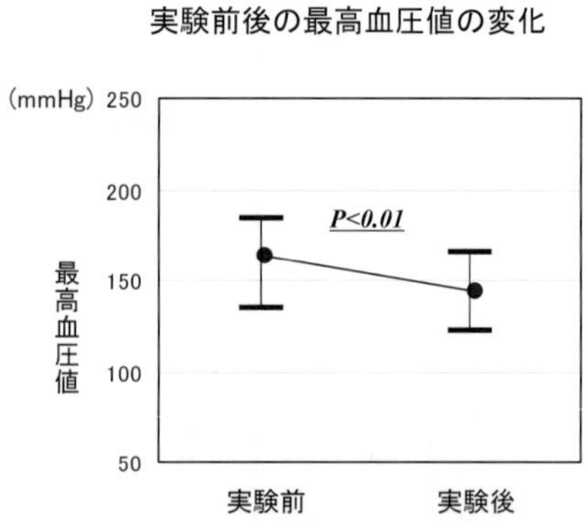

実験前後の最高血圧値の変化

<Result of Paired t test>
one-tail P=0.000094662292543037
t=4.6141　1.73 P<0.05 （危険率5%未満で有意差あり）
t=4.6141　2.54 P<0.01 （危険率1%未満で有意差あり）
two-tail P=0.000189324585086074
t=4.6141　2.09 P<0.05 （危険率5%未満で有意差あり）
t=4.6141　2.86 P<0.01 （危険率1%未満で有意差あり）

図 37　対応のある t 検定

　低くなっています．標準偏差も後のほうが小さく，標準誤差も小さくなっています．
検定の結果として，1%以下の危険率で有意差が認められました．

　この結果から，実験操作は最高血圧値を減少させる働きがあったことが明らかとな
りました．この場合のグラフ表現は，例示したように，平均値の変化を線で結び，標
準偏差を加えたもので表現するのが一般的です．

● ウィルコクソンの検定

　前述したものと同じデータですが，実験結果の標本が，正規分布に基づかない母集
団分布をもつと考えて，ノンパラメトリックの比較・推定を行うのがウィルコクソン
の検定です．この検定は，別名で符号付順位検定ともいわれています，つまり，対応
のある2標本のサンプルごとに，差の絶対値に順位をつけ(rank)，データの差がプラ
スの順位和を計算して，それを統計的検定量として採用する方法で求められます．

　図 38 の例の場合には，差がマイナスになっているものは2つあり，プラスの順位
和は 203 となります．プラスの順位和をもとに検定表から前後を比較すると，0.1%
以下の危険率で有意に差があるといえます．これは，かなり高い有意差であることが
わかります．必ずしも母集団分布がパラメトリックであると仮定できない場合には，
このようなノンパラメトリック検定を選択したほうがよいといえます．グラフの描き
方も，平均値の推移で示すのではなく，1つひとつのデータの変化動態が重要である
ために，例で示すように，対応関係にあるデータ同士を線で結んだ形で表現するのが
一般的です．

90

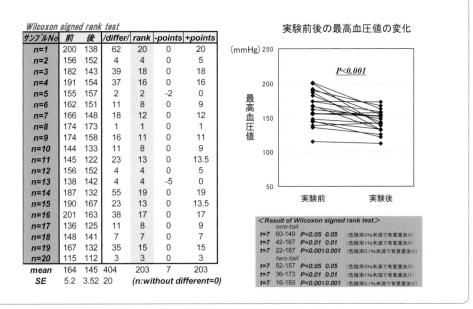

図38　ウィルコクソンの検定

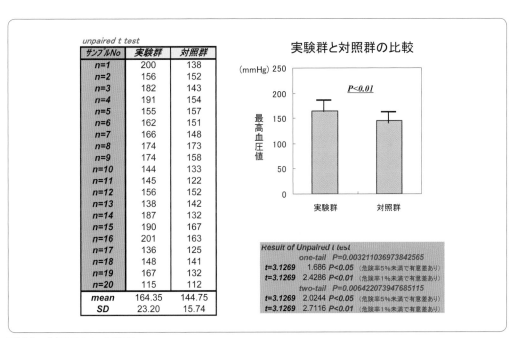

図39　対応のないt検定

●対応のないt検定

　図39の例は、これまでと同じデータを用いて、今度は2標本が同じ被験者での比較（対応のある）ではなく、それぞれ別の被験者を対象に、一方は実験的操作を加えた

Mann-Whitney U test

			rank	rank
サンプルNo	実験群	対照群	実験群	対照群
n=1	200	138	39	9.5
n=2	156	152	23.5	19.5
n=3	182	143	35	13
n=4	191	154	38	21
n=5	155	157	22	25
n=6	162	151	27	18
n=7	166	148	29	16.5
n=8	174	173	33.5	32
n=9	174	158	33.5	26
n=10	144	133	14	7
n=11	145	122	15	3
n=12	156	152	23.5	19.5
n=13	138	142	9.5	12
n=14	187	132	36	5.5
n=15	190	167	37	30.5
n=16	201	163	40	28
n=17	136	125	8	4
n=19	167	132	30.5	5.5
n=20	115	112	2	1

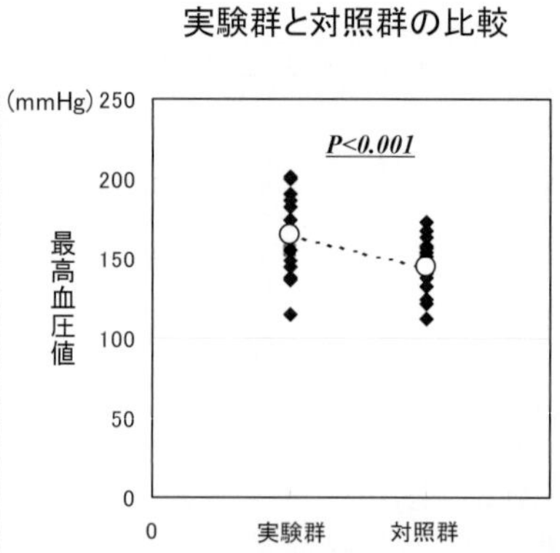

Result of Mann-Whitney U test

	one-tail		
U=307.5	350-470	P< 0.05	(危険率5%未満で有意差あり)
U=307.5	325-495	P< 0.01	(危険率1%未満で有意差あり)
U=307.5	297-523	P< 0.001	(危険率0.1%未満で有意差あり)
	two-tail		
U=307.5	338-482	P< 0.05	(危険率5%未満で有意差あり)
U=307.5	316-504	P< 0.01	(危険率6%未満で有意差あり)
U=307.5	290-530	P< 0.001	(危険率0.1%未満で有意差あり)

図 40　マン・ホイットニーの検定

群，他方は実験的操作を加えない群(対応のない)とし，実験による影響の有無を比較したものです．それぞれの標本をパラメトリックと仮定した場合，このような2群の検定は「対応のない t 検定」を行います．

検定結果は，一般的に柱状グラフに標準偏差の範囲を記して表します．例の場合には，実験群の標準偏差値は対照群に比べて大きいことから，実験的操作に対する反応にバラツキがあることがわかります．2群の比較検定の結果，1%以下の危険率で有意に実験群のほうが高いことを表しています．

● マン・ホイットニーの検定

図 40 の例は，2群は対応のないデータであり，かつ2標本の母集団分布がノンパラメトリックと仮定した場合の検定です．このような検定をマン・ホイットニーの検定といいます．

マン・ホイットニーの検定では，パラメトリックの場合に平均値を代表値として比較材料にしたのに対して，ノンパラメトリックでは，中央値を比較材料にして検定することになります．そこで実験群と対照群を合わせたすべてのサンプルを小さい順に並べた順位(rank)を求め，1〜40位までの順位において実験群の順位和(あるいは対照群の順位和．一般的には n 数が少ないほう)が，この分布のどこに位置するかを検定表から推測したのが，この検定です．このような検定を行った場合のグラフ表現は，2つの標本の中央値を示し，その中央値を中心としたサンプルの散らばり具合を

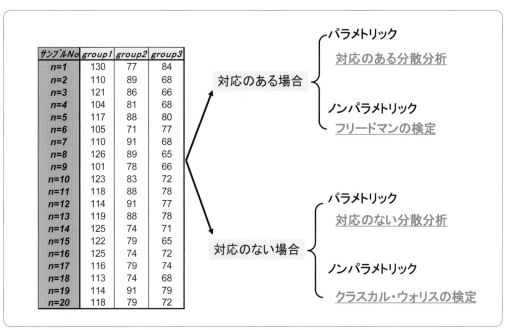

サンプルNo	group1	group2	group3
n=1	130	77	84
n=2	110	89	68
n=3	121	86	66
n=4	104	81	68
n=5	117	88	80
n=6	105	71	77
n=7	110	91	68
n=8	126	89	65
n=9	101	78	66
n=10	123	83	72
n=11	118	88	78
n=12	114	91	77
n=13	119	88	78
n=14	125	74	71
n=15	122	79	65
n=16	125	74	72
n=17	116	79	74
n=18	113	74	68
n=19	114	91	79
n=20	118	79	72

対応のある場合 → パラメトリック　対応のある分散分析／ノンパラメトリック　フリードマンの検定

対応のない場合 → パラメトリック　対応のない分散分析／ノンパラメトリック　クラスカル・ウォリスの検定

図 41　3 標本以上の比較

ドットで表現します．例の場合には，危険率 0.1％以下で有意差が得られています．

3 標本以上の比較

　ここでは 3 標本以上の比較検定について述べます．一般的に 3 標本以上の比較検定のことを分散分析（ANOVA：analysis of variance）といいます．

　3 群以上の母平均値の差の検定を行うには，そのなかの 2 群の組み合わせを数回繰り返して実行する必要があります．しかし，別々に 2 群ずつ取り出して検定を行っても，それだけでは確率的検定に求められる有意水準は確保できません．そこで分散分析では，2 群ずつ別々に取り出して検定を行うのではなく，一度に全体のデータのばらつきを要因別に分解して検定を行います．

　2 標本の場合と同じように，母集団の分布特性によって，「パラメトリック」と「ノンパラメトリック」および「対応のある」と「対応のない」が組み合わされて，「対応のある分散分析」「フリードマンの検定（Friedman test）」「対応のない分散分析」「クラスカル・ウォリスの検定（Kruskal-Wallis test）」の 4 種類があります（図 41）．ここでは，1 つの因子のなかの 3 グループ間の比較検定（パラメトリックの場合のみ）を例として取り上げます．特に 1 因子のなかの変化を分散分析するものを一元配置分散分析といいます．同じように 2 因子（「消毒液の量」と「消毒液に浸けた時間」）の場合には二元配置分散分析，それ以上の因子を有するものを多元配置分散分析といいます．

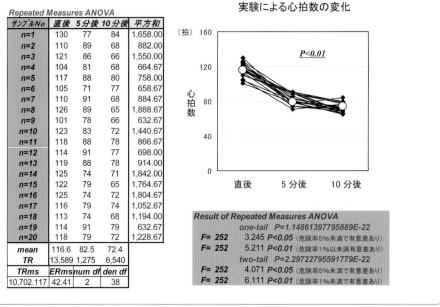

図42　対応のある分散分析

● 対応のある分散分析

　図42の例は，あるストレッチ運動を行った後の20人分の心拍数の変化を，直後，5分後，10分後に測定して，その変化の状態を対応のある分散分析（反復測定による一元配置分散分析）によって解析したものです．

　詳細の計算は，統計学の書籍に委ねますが，分散分析は，群内変動，群間変動，残差の変動，および自由度から F 値（不変分散値）を求めて，自由度$(2, 38)$の F 分布をもとに有意差検定を行う方法です．以下に具体例に用いられている略号を簡単に記します．

　　・*TR*：群間変動（各群の平均と全体の平均との差の2乗和）
　　・*TR*ms：群間変動の平均平方（群間変動を自由度で除した値$(13,589 + 1,275 + 6,540) \div 2 = 10,702$）
　　・*ER*ms：残差の変動の平均平方〔（群内変動 − サンプル間の変動）÷ 残差の変動の自由度〕
　※群内変動：群内のデータとそのグループの平均との差の2乗和
　　・num df：群間変動の自由度
　　・den df：残差の変動の自由度
　　《F 値 $= TR\text{ms} \div ER\text{ms}$》

サンプルNo	強度	中等度	軽度
Non-repeated Measures ANOVA			
n=1	108	96	81
n=2	123	83	90
n=3	103	77	79
n=4	139	88	86
n=5	121	71	76
n=6	110	94	92
n=7	109	84	84
n=8	146	78	67
n=9	123	104	95
n=10	103	74	92
n=11	144	78	92
n=12	125	74	80
n=13	128	92	72
n=14	146	91	94
n=15	132	102	74
n=16	125	99	88
n=17	120	103	93
n=18	128	91	92
n=19	120	101	76
n=20	149	83	87
mean	125.1	88.15	84.5
BG	13,364	2,464.2	4,351.3
WG	3,893.8	2,168.6	1,329

BGms	WGms	num df	den df
10,090	129.67	2	57

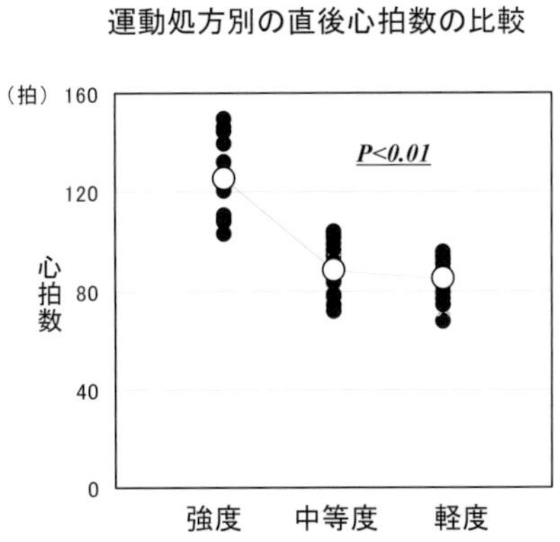

運動処方別の直後心拍数の比較

Result of Non-repeated Measures ANOVA
one-tail　P=5.07713112118028E-17
F= 77.8　3.1588　P<0.05　（危険率5%未満で有意差あり）
F= 77.8　4.9981　P<0.01　（危険率1%未満で有意差あり）
two-tail　P=1.01542622423606E-16
F= 77.8　3.9383　P<0.05　（危険率5%未満で有意差あり）
F= 77.8　5.8228　P<0.01　（危険率6%未満で有意差あり）

図43　対応のない分散分析

　この場合のグラフ表現は，例で示すような平均値の変化を明らかにしながら，全サンプルの変化を示すような方法と，サンプル数が多い場合には，各群の平均値の変化を柱状グラフで，標準偏差を付して表すような方法が一般的です．

●対応のない分散分析

　図43の例は，ある運動を処方した直後の心拍数の変化について，1つは強度の運動を行った群，2つ目は中等度，3つ目は軽度の3種類を設定し，それぞれの群の心拍数の特徴と運動処方の関連について，対応のない分散分析（一元配置分散分析）を行った例です．

　ここでは，対応のある分散分析で行った，サンプル間の変動は計算に反映させませんので，「群間変動の平均平方÷群内変動の平均平方」によって，F値を求め，自由度$(2, 57)$のF分布をもとにして有意差検定を行います．例示されている記号の意味は以下に示すとおりです．

　・BG：群間変動の平方和
　・WG：群内変動の平方和
　・BGms：群間変動の平均平方〔群間変動の平方和÷2（自由度）〕
　・WGms：群内変動の平均平方〔群内変動の平方和÷57（自由度）〕
　《F値＝BGms÷WGms》

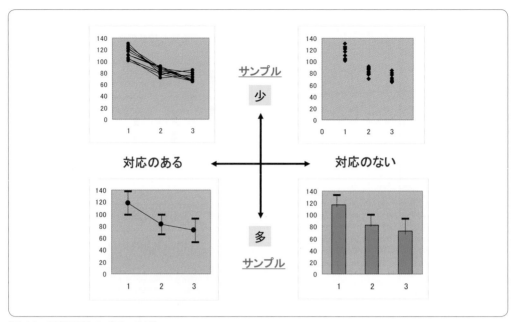

図44　比較統計のグラフ表現

　　この場合のグラフ表現は，サンプル数が少ないので平均値の変化を中心に，個々の
サンプルをすべて座標上にプロットして，その散らばりの変化を表現するのがよいと
思われます．しかし，サンプルがもう少し確保できたら，柱状グラフによって平均値
と標準偏差を示すことによって表現することもできます．

多重比較

　　分散分析では，どこに差があるかまでは明らかにすることはできません．必要があ
れば，さらにどこに差があるかを特定していく必要があります．それを行うのが多重
比較です．

　　多重比較は，もちろん，分散分析の結果に有意差があることが前提となります．有
意差のあることが確認できたら，2群ずつ取り出しながら，多重比較によって有意差
を検定していくことになります．多重比較の方法には，テューキーの検定，シェッ
フェの検定，ボンフェローニの検定，ダンカンの検定，ニューマン・クールズの検定
など，さまざまな検定法が考え出されています．詳しい処理方法については，統計学
の書籍で確認してください．

比較統計のグラフ表現

　　比較統計のグラフ表現は，一般的に**図44**に示すような4種類に代表されます．サ
ンプル数が少ない場合には，平均値や標準偏差値などの代表値の変化よりは，個々の
データの変化や散らばりが重要となります．しかしサンプル数が十分にある場合に

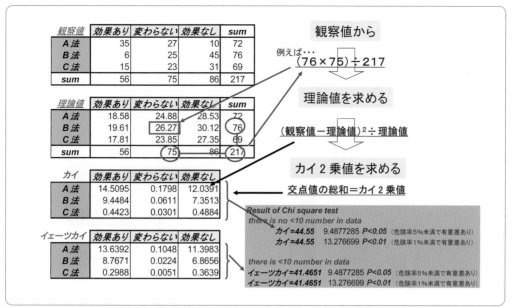

図45 カイ2乗検定

は，集団の代表値の変化が重要となりますので，平均値と標準偏差値の値の変化を記します．特に，対応のあるデータの場合には，そのデータの変化を直線で結ぶことができますが，対応のない場合には，集団がそれぞれ独立なので群間の変化を直線で引くことはできません．捉えたデータの特性を十分に認識して適切なグラフ表現を選択してください．

┃ カイ2乗検定とグラフ表現

　カイ2乗検定は，2つの属性間の関連性を調べる目的で行われる推測検定で，得られたデータがクロス表で表現されるデータなどの検定では，この方法が用いられます．独立性の検定とも呼ばれ，調べようとする属性同士が独立である，つまり関連がないということを検定する方法であることから，このような名前がつけられています．

　図45の例では，ある看護ケアによって，対象に「期待どおりの効果が得られた」か，あるいは「あまり変わらなかった」か，「ほとんど効果がなかった」かについて，クロス表で表したものです．カイ2乗検定は，クロス表の観察値から得られた結果をもとに理論値を設定し，理論値と実際の観察値から求められるカイ2乗値によって有意差を検定します．

　例の結果では，カイ2乗値が44.55であり，自由度が$(3-1) \times (3-1) = 4$におけるカイ2乗検定の有意点表から（44.55＞10.27であるため）1%以下の危険率（有意水準）で有意に差があることが明らかとなりました．サンプル数が少ない（＜10）場合に

介入方法	効果あり	変わらない	効果なし
A 法	35	27	10
B 法	6	25	45
C 法	15	23	31

Chi square test: P<0.01

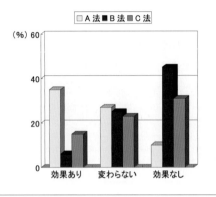 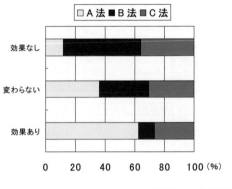

図 46　カイ 2 乗検定のグラフ表現

は，イエーツの補正が必要となります．このデータの場合では，補正を行った結果，カイ 2 乗値は 41.46 と多少低くなりましたが，同様に 1% 以下の危険率で有意に差がある（A 法，B 法，および C 法では効果に違いがある）結果となりました．

カイ 2 乗検定は，**図 46** に例示したようなクロス表に代表される比較表において，属性の独立性を検定するために用いられる方法です．検定結果は，危険率（有意水準）を表下に記載するのが一般的です．あえてグラフで表現するには，パーセントグラフか柱状グラフで表現する，あるいは帯グラフなどで表現するのが一般的です．研究によって主張したいことが結果の表現として，視覚的にうまく伝えられる場合には，このようなグラフ表現は大いに効果的です．

検定早見表

表 5 に示したのは，データ収集した変数の「母集団分布の特性」「尺度の種類」「対応関係の有無」によって，どのような検定を選択したらよいかについて，簡単に判断できるように作成したものです．くれぐれも，自分の得たデータが，ここで示したどれに属するかについて正確に判断し，妥当な統計手法によって検定してください．

多変量解析

多変量解析は，多くの変数を同時にまとめて分析する統計的手法で，看護現象のような変数が多く存在する事象の究明にとっては，きわめて有効な解析手法だといえます．

表5　検定早見表

検定	目的	分布の特性	独立変数	従属変数
対応のないt検定	2つの独立母集団	パラメトリック	名義尺度	間隔/比率
マン・ホイットニーの検定	2つの独立母集団	ノンパラメトリック	名義尺度	順序尺度
対応のあるt検定	2つの対応母集団	パラメトリック	名義尺度	間隔/比率
ウィルコクソンの検定	2つの対応母集団	ノンパラメトリック	名義尺度	順序尺度
対応のない分散分析	3つ以上の独立母集団	パラメトリック	名義尺度	間隔/比率
クラスカル・ウォリスの検定	3つ以上の独立母集団	ノンパラメトリック	名義尺度	順序尺度
対応のある分散分析	3つ以上の対応母集団	パラメトリック	名義尺度	間隔/比率
フリードマンの検定	3つ以上の対応母集団	ノンパラメトリック	名義尺度	順序尺度
カイ2乗検定	2つ以上の母集団割合の差	ノンパラメトリック	名義尺度	名義尺度

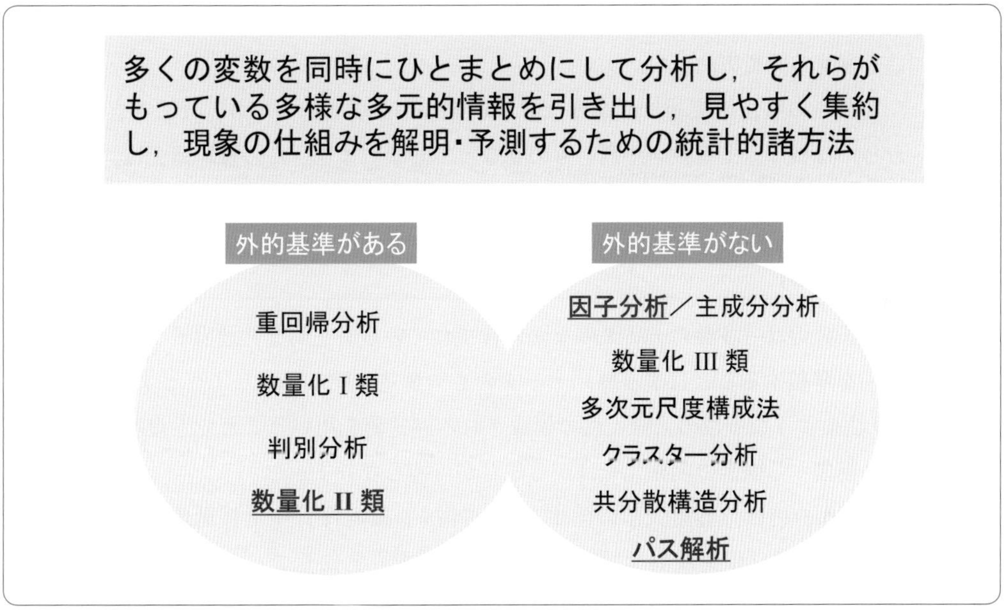

多くの変数を同時にひとまとめにして分析し，それらが
もっている多様な多元的情報を引き出し，見やすく集約
し，現象の仕組みを解明・予測するための統計的諸方法

外的基準がある

重回帰分析

数量化 I 類

判別分析

数量化 II 類

外的基準がない

因子分析／主成分分析

数量化 III 類

多次元尺度構成法

クラスター分析

共分散構造分析

パス解析

図47　多変量解析

　多変量解析には，大きく分けて2つの分析のための方向性があります．1つは「外
的基準がある」場合，もう1つは「外的基準がない」場合です（**図47**）．外的基準とは，
研究によって，あるいは実践で明らかにしたい目的変数のことです．この目的変数
と，それに関わる複数の説明変数が，この場合での分析の対象となります．それに対
して，外的基準がない場合には，はっきりした目的変数があるというよりは，多くの

1. 各変数間の相関関係を把握するために, 相関係数を求める.

相関係数

	援助論実習	生活援助論	基礎看護論	機能代謝学	保健統計学
援助論実習	1.000	0.162	0.338	0.175	0.060
生活援助論	0.162	1.000	0.490	0.032	0.035
基礎看護論	0.338	0.490	1.000	0.134	0.065
機能代謝学	0.175	0.032	0.134	1.000	0.727
保健統計学	0.060	0.035	0.065	0.727	1.000

2. 相関係数を係数とした固有方程式を解き, 固有値と固有ベクトルを求め, 因子負荷量(固有ベクトル/固有値)を算出する.

＜因子分析の考え方＞

N番目の学生の「援助論実習」の成績 χ_1 として, χ_1 を, ある共通因子と科目の独自因子の和と考えると,

$$\chi_1 = a_1 f_1 + a_2 f_2 + \cdots\cdots\cdots + a_m f_m + e_1$$

と表せる. $f_1 \cdots f_m$ を共通因子, $a_1 \cdots a_m$ を共通因子に影響を与える係数で, これを因子負荷量という. e_1 は, 独自因子.

図 48　因子分析①

変数で構成されている現象を, 変数間の関係性を前提にして構造的に明らかにしていこうとする分析方法です.

　これらの手法の実施には高度な数学的知識が必要となります. そこで, 使用にあたってはどうしても敷居が高いものとなってしまいます. この種の研究は, できれば統計学の専門家の支援を受けながら実施することが望ましいでしょう.

因子分析

　因子分析は, 多数のデータのなかに含まれている潜在的な共通因子を抽出し, 共通因子を解釈することによって, データのもつ構造を明らかにしようとする手法です. SD法のような多数の言語尺度で構成される評定値を用いることで, 複雑な現象の構造や構成する概念の明確化をはかることが可能となります.

　図48の例は, 看護大学の学生20名の「援助論実習」「生活援助論」「基礎看護論」「機能代謝学」「保健統計学」の5教科の評価点をもとにして, 因子分析を試みた結果です. 因子分析の考え方は, 図中に示すように, 共通因子の抽出と, その共通因子に影響を与える係数(因子負荷量)の算出を行うことにあります. 算出方法は, まず各変数間の相関関係を把握するために相関行列を求めます. この例では, これによって「基礎看護論」は「生活援助論」と関連をもち, また「保健統計学」は, 「機能代謝学」と強い関連をもっていることがわかります. そこで, これらの相関係数値を利用して, 固有方程式を解きます. その結果, 共通因子と因子負荷量を求めていくことになります.

　固有方程式を解くことによって求められた最大の固有値を第Ⅰ因子, 2番目の固有

因子負荷量表

	第I因子	第II因子	共通性	I軸	II軸
援助論実習	-0.50	0.34	0.37	-0.14	0.59
生活援助論	-0.44	0.61	0.60	0.05	0.77
基礎看護論	-0.60	0.60	0.73	-0.04	0.85
機能代謝学	-0.76	-0.53	0.86	-0.92	0.10
保健統計学	-0.70	-0.59	0.85	-0.92	0.01

固有値　1.910　1.511

寄与率　38.2%　30.2%　＜回転後＞

（各因子軸の説明力の指標）

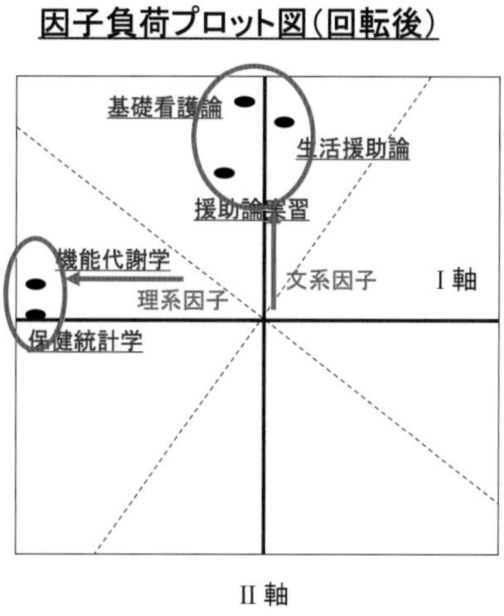

因子負荷プロット図（回転後）

図49　因子分析②

値を第II因子として，各因子における各変数の因子負荷量を示したのが**図49**の左表です．固有値は各共通因子が全体のなかで占める「重み（ウェイト）」を数学的に表したもので，共通因子の数と固有値の数は，理論的には変数の数だけ（この例示の場合は5つ）あります．ここでは，2つの因子のみ表で取り上げています．固有値はまた，その因子の説明力を寄与率という表現で，わかりやすく百分率で把握することで表現します．例の場合は，第I因子は全体の38.2%を説明する力をもっていることになります．

　因子分析の結果のプレゼンテーションでは，最終的に**図49**の右図のような座標に変数を配置して，その位置関係でわかりやすく表現します．例では，因子分析の1つの手法である因子軸の回転（直交）を加えて，得られた2つの軸性がはっきりと認識しやすいように表現したものとなっています．この例では，結果として2つの大きな因子が確認できます．つまり「援助論実習」「生活援助論」「基礎看護論」の文系因子と，「機能代謝学」「保健統計学」の理系因子です．因子軸の命名は，研究者によってされるもので，ここではあくまでも簡易に文系因子と理系因子に設定してみました．

パス解析

　さまざまな調査により対象のなかに潜む変数間の相関や関連性が明らかにされます．パス解析は，それらの相関や関連から，変数間の因果関係を推論し，因果的結合の強さを推定する手法です．この解析手法は，最近の看護研究では，複雑なケア現象の構造化のためによく用いられています．この解析手法を用いる場合には，次のような前提条件が満たされている必要があります．

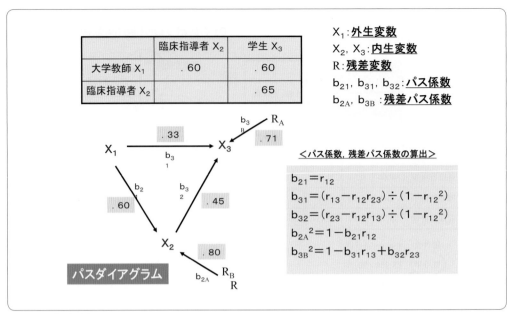

図50　パス解析

①因果関係が一方向で相互因果モデルではないもの

②循環的因果関係がないもの

③変数間の関係が，加法一次結合であること

④残差変数と内生変数が無相関であること

⑤残差変数は互いに無相関であること

⑥すべての変数が標準化(平均0，分散1に一次変換)されていること

　図50は，パス解析の例を示したものです．看護大学に入学した学生は，よい看護を認識する規範を得ていくために，大学教師や臨床指導者から大きな影響を受けています．例は，教師や臨床指導者からの影響はどのような因果関係になっているのかという，その関係性をパスダイアグラムで示しています．パス解析は，このようなダイアグラムで複雑な変数間の因果関係性を表すことで，視覚的に全体を認識するのに役立つのです．

　図の結果から，学生は教師よりも臨床指導者から多く影響を受けていることがわかります．また，残差パス係数が2変数ともに，その変数に影響を及ぼす教師や指導者からの影響よりも大きいことから，学生は，教師や指導者以外の人たちの影響をより多く受けていることがわかります．

質的データ分析

　質的データ分析には大きく5つの目標があります.

　1つ目は「仮説の創出」です. 仮説を創出することは, 帰納的な営みから生まれた知見を, 演繹的研究に結びつける意味において重要な役割を果たします. 2つ目は「事実の記述・説明」です. この営みは, 帰納的な分析をするうえでの基本であり, 全体論的立場に立った事実の描写と説明は, 大事な分析的営みとなります. 3つ目は「具体例の提示」です. 質的データ分析の過程で行われる具体例の提示は, 量的研究の営みで見過ごされていた全体的視点をカバーするうえで非常に重要なものとなります. 4つ目は「関係性の理解」です. このことも質的データ分析ならではの部分で, 全体論的立場に立ってこそ見えてくる変数間の関係性が, 浮かび上がってくるのです. そして5つ目は「理論の発見」です. これは, これまで挙げた4つの目標のすべてが満たされて達成するともいえますが, これまでになかった新たな見方を, 論理的な手段によって整理し, まとめあげる営みです.

　質的データ分析では, その分析手法が多様であり, 量的データ分析のように一様に基本的事項を示すのはかなり困難な面があります. その理由として, 質的研究の営みが新しい見方・考え方の発見を探求することで, これまでとはあえて異なった仕方をとっているからです. このことは, 研究手法自体に定型的な手法が存在しないことを意味しており, そのためにデータの妥当性を確保することがきわめて困難な結果ともなっています. また, 質的研究の場合には, 研究者自身がデータ収集の測定装置の役割を果たしています. つまり, 質的データ分析は, データを集めた研究者自身のデータ収集能力にも大きく依拠しています.

　以上より, 質的データ分析の手法の修得は, その分野の専門家に師事するか, あるいは専門図書を紐解く必要があります. ここでは, 代表的ないくつかの手法についてのみご紹介しようと思います.

質的データ分析の手順

　質的データ分析の手順は, 大きく4つの段階で行われるのが一般的です(図51).

　まず, 準備段階で捉えようとする現象のデータを漏れなく得るための仕組みを企てる「データの組織化」です. 新しい発見を導くためには, 偏見なしにデータを捉える必要があります. そこで, 会話を逐語録に漏れなく残す方法がとられます. この逐語録は膨大な量ですので, 後で分析しやすいように, 日付別や場所別などに分けて整理しておきます. また, 研究の過程において, コーディング・スキーマを組み立て, そのコードに基づいてデータ(叙述資料)を記号化し, 分析に利用することもあります. しかし, 質的データ分析では, コード化されたカテゴリーにあまり囚われすぎると, 新しい発見を損なう場合もありますので, 設定したコーディング・スキーマは, 不完全

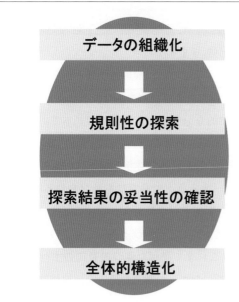

図 51　データ分析の方法

なものであることを常に認識しつつ，いつでももとに戻って再検討し直せるような柔軟性が必要となります．

　質的データ分析は，データ収集と並行してフィールドで行われます．そのなかで，研究者は敏感に観察された事象や現象のなかに潜むテーマや規則性・パターンなどを読みとっていかねばなりません．読みとられた事象や現象は，抽象的なものが多いことから，図や絵・写真などを用いた描写表現によって，新たに発見したものを表現することになります．この段階が「規則性の探索」です．

　次に，そこから得られたデータが，本当に信頼のおけるものかどうかを確認しなければいけません．そのためには，もう一度原点に立ち戻って何度も反復的なアプローチをしながら，その妥当性をつかむ方法や，複数の研究者たちによるデータの突き合わせ，話し合いによる意見の集約などによる妥当性の確保などが挙げられます．この段階が「探索結果の妥当性の確認」です．最後は，これまでの個々のデータを，全体へと統合化し，新たな理論やモデルを導くような営みの段階です．この段階が「全体的構造化」です．

データ分析の過程

　質的データの分析は，フィールド内での分析と，フィールド外での分析の繰り返しのなかで進められます．

　フィールド内での分析を「分析的に記録する（analytic notes）」，フィールド外での分析を，あえて「分析的にメモをとる（analytic memos）」という表現で記す場合があり

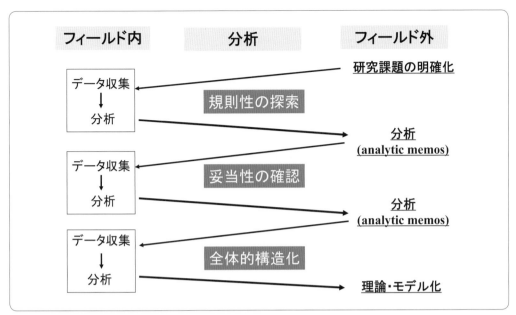

図52 質的データの収集過程

ます．特に，「メモをとる(memoing)」という営みは，データの性質や概念間の関係性を模索した研究者の思考記録として，質的研究において重要な位置づけにあります．これらの営みは，データ収集の項で解説しましたが，主にフィールドノートを活用して行われます．

　一般的に質的研究の分析過程は，フィールドを出たり入ったりしながら，データ収集とデータ分析が同期して進行し，その間でデータ分析のための「データの組織化」を行いながら，「規則性の探索」「妥当性の確認」「全体的構造化」の各段階をたどります（**図52**）．最終的には，このような過程を経て理論の構築やモデル化がなされ，新しい見方や考え方が提案されます．

質的データ分析の種類

　質的データ分析は，研究者の哲学的背景(実証主義，ポスト実証主義，批判理論，構成主義など)によってその手法が大きく異なるために，細かい部分については，該当する分野の専門書で学ぶ必要があります．ここでは，質的データ分析の手法として，広く一般的に受け入れられているいくつかの手法を紹介します．

　1つ目は「分析的帰納法(analytic induction)」です．この手法は，帰納的推論に基づく研究の分析手順を具体的に明示したもので，質的データ分析の基礎となるような手法です．2つ目は「グラウンデッド・セオリー(Grounded Theory Approach；GTA)」における分析手法です．この手法は，収集したデータから理論を構築する方法論で，

1990年代以降の質的な看護研究における中心的な手段となっています．3つ目は「内容分析（content analysis）」です．この手法は，記述データを分類する手段として，データの組織化に向けて大いに活用されています．4つ目は「トライアンギュレーション（triangulation）」です．この方法は，主に質的データの妥当性を確保していくための手段として，質的データ分析においては重要な手法です．

分析的帰納法

分析的帰納法は，質的研究の分析方法として最も一般的に用いられる基本の考え方です．

手順としては，まず1つの事例を考察し，それを説明する仮説を立てます．その後にまた別の事例を考察し，すでに立てた仮説で新しい事例が説明できるかどうかを点検します．もし説明できない場合には，仮説を修正し，2つの事例を説明できる仮説に修正します．その後，さらに3つ目の事例，4つ目の事例と，同じように仮説の修正・点検を繰り返し，修正する必要がなくなるまで行い，最終的な仮説を得ていきます．これが分析的帰納法です．この手法で分析を行う場合には，事例の適切な選択が分析結果の信頼性の証となります．この信頼性を確保できるように，グラウンデッド・セオリーなどでは，事例の選択に関して厳密に方法論を規定しています．

グラウンデッド・セオリー

グラウンデッド・セオリーは，社会学者のグレイザー（Barney G. Glaser）とストラウス（Anselm L. Strauss）によって提案された質的研究の手法です．この手法は，現実に根ざした現象から帰納的推論を通して理論を生み出す方法として開発されました．

理論構築の背景には，ブルーマー（Herbert G. Blumer）らのシンボリック相互作用論が背景としてあります．シンボリック相互作用論とは，人間は能動的な意味構成の主体であり，その意味は社会的コミュニケーションの文脈のなかで構成されるというものです．グラウンデッド・セオリーにおける分析は，データ収集と同期して行われ，絶えずデータを集めながら分析を進め，それを繰り返すことによって理論が構築されます（理論的標本抽出）．

グラウンデッド・セオリーにおけるデータ収集・分析の過程は，まずフィールドに入り，観察やインタビューを行います．この際に参加観察を行いますが，観察者は基本的にそのフィールドの主体的実践者としては振る舞いません．観察やインタビューにより得られた記録は，その都度，毎回のデータの類似点・相違点について比較・検討され，コード化されます．コード化されたデータは，分類されてカテゴリー化されます（category development）．そのように生まれたカテゴリーは，新たなデータによるさらなる比較・検討が繰り返し行われ（category saturation），その現象のなかに潜

んでいた新しい概念の発見(concept development)に到達します．この新概念は言語化され，収集されたデータによって再度カテゴリーが追加されるとともに，カテゴリーの統合が行われます．

　その後，さらにカテゴリーの矛盾やカテゴリー間の関連性を検討し，そこから得られた概念的枠組みやモデルの新規性を過去の文献と比較・照合します．そのうえで，理論の構築に向けての中心概念の創出(emergence of the core variable)，および概念の最終修正・調整(concept modification and integration)が行われ，理論の生成に至ります．このような過程をたどって研究が実施されるのがグラウンデッド・セオリーです．

　この手法は，ポスト実証主義の考え方に基づく質的研究手法として，厳格な方法論に基づいています．この手法を用いる場合には，研究者自身がその研究手法の価値や限界を十分に認識したうえで，当該手法の手続きに沿ったデータ収集・分析の過程を踏むことが重要となります．

内容分析法

　内容分析法とは，コミュニケーション(フィールドノートなどの記録物はもちろんのこと，日記や手紙，書物，論文などの叙述物や会話内容など)の内容を客観的・系統的・数量的に表現する技法です．データ収集の時点では質的データ収集法を用いるので，質的研究の分析手法として紹介されますが，得られた結果は，設定した内容分析の単位に振り分けられて量的に表されることから，その結果の科学的妥当性は確保しやすいと考えられます．

　内容分析を進めていく際に重要なものとされるのが分析単位の設定です．最小のものは，文字や音節となります．看護研究で用いられる単位として多いのは，「単語」や「テーマ」です．テーマとは，あるトピックスに対して記された語句やセンテンス，文節などを指します．あらかじめ設定した単語やテーマに沿って，研究対象となるデータ部分から，該当する要素を抽出することで量化します．また，もっと大きく，雑誌掲載論文の内容種別など(アイテム)を分析単位として扱う方法もありますし，カテゴリー・システムやコーディング・スキーマを分析単位として分析する場合もあります．

　しかし，質的研究においては，内容分析での量化の営みは，帰納的な推論のあり方に反するという指摘もあります．つまり，質的な研究データをカテゴリー化するための指針や根拠は，分析の進展に伴って出てくるもので，あらかじめ分析単位を設定しておくことは，質的な立場を無視しているのではないか，という指摘です．

トライアンギュレーション

　トライアンギュレーションは，三角測量に由来しています．三角測量とは，三角形

の一辺（基線）とその両端の角度が決まれば，3番目の点が求められる，つまり，基線 AB と角 A, B, C から辺 BC, AC の長さ a, b は，正弦定理 $a \div \sin A = b \div \sin B = c \div \sin C$ から算出でき，これによって三角形の面積が求められるというものです．

　この考え方をもとに，複雑な土地の面積を複数の三角形の面積の集積によって求められます．質的研究では収集されたデータの妥当性を確保することは，研究成果を一般化するために非常に重要なことです．そこで，このような三角測量の考え方を援用して，妥当性のある結果を導くためのいくつかの方法が提案されています．

　トライアンギュレーションの要素となるものは5つ考えられます．1つ目は「データ」のトライアンギュレーションです．測定可能な多様なデータを収集し，検討することで妥当性を確保します．2つ目は「研究者」のトライアンギュレーションです．異なる複数の研究者がデータ収集・分析を担当し，あるいは評価者となることによって妥当性を確保します．3つ目は，「理論」のトライアンギュレーションです．データを解釈する際に，複数の異なる理論を用いることで妥当性を確保します．4つ目は「研究手法」のトライアンギュレーションです．1つの問題を解くために，複数の手法を用いることで妥当性を確保します．5つ目は「学際性」のトライアンギュレーションです．教育学や心理学，あるいは建築学，人類学などの複数の学問を動員することで妥当性を確保します．

過去の記録を遡ってケアを予測する
(数量化理論による予測研究)

　手術後の患者さんでは，気づかないうちに褥瘡が発生してしまっているケースが多くあります．手術中の体位や手術の時間，使用している薬物などと関連して，手術後の褥瘡発生に至っていると思われます．特殊な体位で手術を行う患者さんについては，手術中においても，炎症や浮腫など，褥瘡の初期状態になることもあるので，手術中にそのようなことが予測されるときには，褥瘡の予防具などを使用して，体圧が分散するように工夫するのが現状です．

　特に手術時の侵襲が大きく，末梢の循環に影響するような薬物が投与されている場合や，手術後に，皮膚局所に発赤などがみられる場合には，必ず，褥瘡予防の対策が必要です．褥瘡は，局所皮膚に血流を阻害してしまうような外圧が加えられることで起こるとされています．自力で回避できない人は2時間ごとに体位変換し，褥瘡予防のための予防具も併せて適用することが必要であると一般的にいわれています．特に手術後の患者さんでは，2時間おきの体位変換とはまったく関係なく，もっと短い時間でも褥瘡に至ってしまうケースが多いです．つまり，手術時の薬物の利用や，長時間同一体位を強いられるような生体管理が，褥瘡発生の引き金になっています．

　このような課題に対しては，過去の事例を振り返って統計的に予測することが重要になります．昨今，進化してきたAI(Artificial Intelligence：人工知能)の取り組みに近いアプローチで予測できます．以下でそのような手法について解説します．

　統計学的手法を使用して過去のデータを活用する代表的な手法として，遡及的研究のケース・コントロール研究が挙げられます．褥瘡が発生した群と発生しなかった群を過去のデータに遡って整理し，データベースを構築する方法です．図53の例では，多変量解析の1つである数量化Ⅱ類を例に解説します．数量化Ⅱ類とは，褥瘡が発生したか，あるいはしなかったかの2種類の外的基準を設けて，その外的基準に影響を与えるとされる複数の要因をカテゴリーで設定し，それらの要因が外的基準にどのように影響を与えたかについて，重みづけで表す方法です．各要因の重みづけがわかれば，手術後の褥瘡発生の確率が予測できるのではないかということです．

　図53内の表においては，まず手術中の体位のデータをみると，左側(マイナス)に棒が伸びている項目ほど，褥瘡発生には関係が薄く，右側(プラス)に棒が伸びている項目ほど，褥瘡発生に関与している傾向が強いことを表しています(ここで提示しているのは，あくまでも例です)．たとえば，この図からこれから手術を行う患者さん

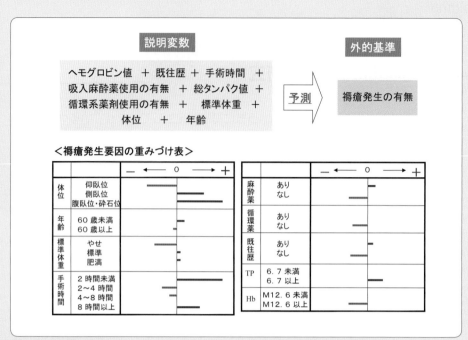

図53　数量化Ⅱ類

を予測してみましょう．患者さんは52歳で，側臥位での手術です．体形はやや肥満傾向にあって，予想されている手術時間は8時間以上です．麻酔薬はもちろん循環に影響する薬物も使用されています．総タンパク(TP)の値は6.7以上で，ヘモグロビン(Hb)値は12.6未満です．これらの重みづけの値の総和により，手術後の褥瘡発生の危険度を察知するわけですが，この患者さんの場合には，ことごとく褥瘡発生が促される傾向にあると考えられ，手術中においても，手術後においても，褥瘡予防に対する十分な観察と処置が必要であることが予測されます．

　遡及的研究によって，過去のデータベースを，単に一元的に経験と勘で判断していたことが，多変量解析によって，未知の患者さんの状態を多元的に予測可能な形であらわすことで，単なるデータの蓄積のみではなく，データベースを活用し，「予測」と

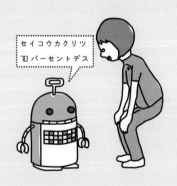

いう観点から，一歩進んだケアへの有効活用ができるようにも発展するわけです．このような考え方は，AI の基本的考え方でもあります．

6

プレゼンテーション の技法

　本 Section では，一般化に向けて最後の仕上げとなる，研究成果発表のためのプレゼンテーションの方法について学びます．研究成果の発表方法には，「聞いてもらって理解してもらう（口述発表／事例発表）」さらに「見て理解してもらう（ポスター発表）」，あるいは「読んで理解してもらう（誌上発表）」などがあります．プレゼンテーションは，このような発表の手段や方法のことを指します．

　プレゼンテーションを効果的に行うことによって，研究成果を価値のあるものとして伝えることができるのです．

プレゼンテーションの目的

　プレゼンテーションの目的は，研究によって得られた知見を限られた時間のなかで，簡潔に，そして正確に伝えることにあります．プレゼンテーションがうまくできることで，聞いている人たちと情報が共有できます．そのことでディスカッションが可能となり，新しい発見が多くの人たちに伝わり，研究成果は一般化に向けて大きく前進します．また，プレゼンテーションをうまくできることで，討議・会議などもスムーズに運び，さらなる新しい知見を生むヒントにもなります．何よりも説得力のあるプレゼンテーションを行えば，多くの人たちから信頼を得ることができ，これによって労力をかけた研究成果は実りあるものとなるのです．

プレゼンテーションの要素

　研究によって得られた新しい知見は，それが新しいほど未知のものであるがゆえに，他人に伝えるのは難しいです．その課題に長い間関わってきた研究者にとっていうまでもないことでも，初めて聞く人にとっては，研究の取り組みの過程や，そこから得られた結果の新規性や重要性などについて丁寧に説明されなければなりません．

　プレゼンテーションは，そのような研究成果を，初めての人にもわかりやすく，順を追って説明する手だてです．そのための要素として求められるものに，「上手に話す」「わかりやすく見せる」そして「論理的に書く」が挙げられます（**図54**）．これらの3つの要素は，プレゼンテーションを行ううえで，効果的に活用される必要があります．たとえば，口述発表などの際には，書面を読まなければ理解しにくい文章は禁忌です．もちろん草稿を準備して読み上げる場合にも，聞いてわかるような文章で仕上げることはいうまでもありません．一方で，誌上発表などの場合には，無駄な言葉は省いて，簡潔に論理的に文章を仕上げ，じっくり読んでもらえるように仕上げる必要があります．

研究成果の発表

　研究成果を，どのような場（発表の場）で，どのような方法（発表の種類）で，どのような道具（発表の道具）を用いて発表するかによって，プレゼンテーションの準備は異なります．

　発表の場は，身近なところでは自分の所属している部署や病院内など，公の場では各種団体が主催する発表会，さらには国内学会・国際学会などが挙げられます．発表の種類は，口述発表，ポスター発表，事例発表，誌上発表などがあり，研究の進捗状況やテーマの特質に合わせて効果的な方法を選択する必要があります．発表の道具

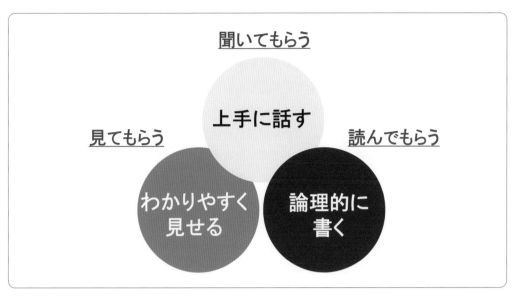

図 54　プレゼンテーションの要素

は，技術が進歩したおかげで，口述発表時に使用される映像のためのソフトプログラムなどの道具も進化しています．動画や CG 技術も進化しているので，発表内容に合った方法の選択が望まれます．

発表の種類

　研究発表の種類は「口述発表」「ポスター発表」「事例発表」などのほかに，論文として看護関連雑誌や学術雑誌などに掲載される「誌上発表」があります．

　得られた研究成果が，看護学の知識体系の一部に取り入れられるべき価値のあるものと評価されたならば，ぜひとも誌上発表すべきです．発表後にまとめる誌上発表には，独創的で新しい知見が記されている「原著論文」に代表される研究論文や，それに準じるものとして新しい知見を生む準備段階としてまとめられた「研究報告」や「実践報告」「研究資料」などがあります．

口述発表の方法

　口述発表は，限られた時間で大勢の人たちに研究成果を伝えるために行われる，最も一般的なプレゼンテーションの方法です．与えられる時間は，7〜15 分程度で，その範囲のなかでわかりやすく，正確に研究内容を伝えなければなりません．

　口述発表の準備で最も心がけたい点は，聞いている人たちにわかるように話すことです．そのためには，話し言葉で，ゆっくりと伝えることが重要です．あらかじめ原稿を準備して，それを読み上げる発表の多くは，聞いている人を無視して進行するこ

とが多いものです．つまり，あらかじめ準備された原稿は，読んでわかるように書かれてはいないからです．できれば，原稿を読まずに，聞いている人たちの状況に合わせて，自分の言葉で語りかけるように発表することが重要です．

　口述発表では，スライドなどを併用して視覚的に理解を深めてもらう工夫をするのが一般的です．スライドの作成は，口述発表の全体の流れをつくるものとしても大事で，紙芝居のような感覚で，できれば発表者が原稿を読まないで済むようなスライドづくりを心がけることがポイントです．発表者の目と，聞いている人の目が同じスライドの流れを共有して進行するように工夫することが，よい口述発表につながるコツとなります．

　また，聞いている人の立場に立ったスライドの提示時間も，十分に配慮されねばなりません．一般的には，スライド1枚に1分以上は提示しておく必要があるでしょう．単純に計算すると，7分の発表では5〜6枚，15分では10〜12枚程度が使用可能なスライド枚数の目安です．だからといって，たくさんの情報を提示したいあまりに1枚のスライド上に多くの情報を詰め込み過ぎたものは禁忌です．字が細かくて読めなかったり，色が判別しにくくならないよう，会場の後方の聴衆にも十分に視認できるようなものを準備することが肝要です．

ポスター発表の方法

　ポスター発表は，目の前の聴衆と同じ視線・空間・時間のなかで対話形式で発表し，討論できることが一番のメリットです．

　ポスター発表では，あらかじめ主催者側から一定の大きさのパネルに研究成果を掲示するように指示されます．縦型のパネルであれば，横90 cm，縦150 cmほどの大きさのパネルを1枚，横型であれば，横120 cm，縦90 cmほどの大きさのパネル1枚に割りつけることになります．この大きさのなかに，鑑賞距離(約2 m)に合わせて見やすく，インパクトのある視覚表現でポスターを製作しなければなりません．そのためには，全体の割りつけと，そのなかに表現される字の大きさやグラフ・表の大きさが，重要な決め手となります．

　まず割りつけですが，A3サイズを基本的なモジュールとして全体の割りつけをデザインしてみるとよいでしょう．そのなかに付される一般的な字の大きさですが，A4サイズの紙に30〜36ポイントくらいの大きさに印字したものを，A3サイズに拡大した大きさが見やすく，図や表は，A3用紙1枚に1つを割りつけるのが適切です．最近では，大型のプリンタを用いて1枚の紙面で作成できるようになっています．

　タイトルや発表者名・所属は，パネルの上部に配置します．ポスター中で用いた文字の倍弱のポイントくらい(70〜80ポイント)の大きさで仕上げるとよいでしょう．ポスター発表の場合には，文字の部分は必要最小限にとどめて，できるだけ図や表，絵や写真など，近くにいて見てもらえるメリットを最大限に発揮しましょう．

また，ポスター発表は，研究者と聴衆が会話距離にいることから，開発した道具や用具の細かい部分まで実際に手に取ってみてもらうこともできます．それらの用具が持ち込むことが可能なら，具体的なものを提示しながらプレゼンテーションをすると，ポスター発表がより効果的なものとなります．

事例発表の方法

　事例発表は，1つあるいはいくつかの事例との関わりから得られた結果を，じっくりと時間をかけて伝えるための発表です．口述発表やポスター発表が，研究の経緯と，そこから得られた結果をポイントだけをまとめて発表するのに対して，事例発表は，研究対象の詳細な背景やデータ収集の場面や状況を再現するなどして，研究者が研究過程で得たことと同じことを聞いている人たちに感じとってもらえるように工夫します．そこで事例発表の方法は，定型的なものに従うというよりは，伝えようとする事例の特徴によって判断する必要があります．

　事例発表は，少なくとも研究者が研究過程のなかで得た体験的な事実が共有されなければ，その過程から導き出された新しい知見は伝わりません．つまり，中途半端な時間を設定した発表は，一般化に向けてあまり効果的ではありません．短い時間のなかで無理に事例発表を行うと，研究結果の妥当性を確保するための肝心な部分を省いたものになってしまいます．たとえば，事例の紹介を省いたり，ケアの実際を省いたりして，結果のみをだらだら発表するのは研究者の独りよがりだと考えてください．

　事例発表においては，映像を効果的に利用することで，聴衆に言葉を越えたメッセージを伝えることが可能です．最近では，ビデオプレゼンテーションを伴った質的研究発表会も増えてきています．しかし，映像媒体を使用する場合には，十分な倫理的配慮が必要となります．

誌上発表の方法

　研究の最後の仕上げは雑誌に論文を公表することです．雑誌には一般的に投稿規定が定められています．投稿規定には，投稿者の条件，応募論文の種別，投稿原稿の仕様，原稿執筆要領，原稿送付先などが記されています．応募する論文の種別は雑誌によって異なるので，論文の趣旨に合った雑誌を選び投稿する必要があります．投稿する雑誌によって引用・参考文献などの記載方法はさまざまです．投稿する雑誌を決めたら，その雑誌の投稿規定をよく読んで，投稿しようとする論文がそれらの規定に則った方法で仕上がっているか十分に確かめてください．

　学術雑誌に論文を投稿すると，ただちにその雑誌の論文査読委員によって，学術性の高さや研究内容の独創性，当該学術誌に掲載するにふさわしい論文かどうかなどについて詳しく審査されます．審査結果は，ほぼ1～3か月でわかります．結果は一般的に，「不採用」「条件つき採用」「採用」の3種類のいずれかの評価が返ってきます．

複数の査読委員が「不採用」の決定を下した場合は，審査結果を厳粛に受けとめて研究の基本に戻って整理し直さなければならないでしょう．「条件つき採用」となった場合は，査読者の意見を考慮に入れ，指摘された部分を修正します．査読者の意見と食い違う場合には，指摘に対する自分の意見を，率直に査読者に投げかけてみることも大切です．査読者とのやりとりを終えて，実際に論文が印刷されて雑誌に投稿されるまでは，少なくとも半年〜1年ぐらいはかかるのが一般的です．あらかじめこのことを認識して投稿してみましょう．

図表の効果的活用

　結果を表現する方法には，数表で表す方法とグラフで表す方法があります（**図55**）．数表の場合では，ケースごとあるいは分類ごとに集計した実数を直接記入することで，結果データの詳細な一覧を表として示します．しかし短時間で検証結果をわかりやすく表現するには，数表では表現しにくい場合もあります．特に研究発表の場などでは，限られた時間のなかで結果を伝えなければなりません．その場合には，数表をグラフ化することによって正確かつ簡潔に伝えることができます．

　数表のグラフ化は，一般的には，①全体に占める内訳を表すグラフ，②変化の推移を示すグラフ，③項目間の較差を表すグラフ，④2項目間の相関関係を表すグラフの4種類の表し方があります．

　まず，全体に占める内訳を表すグラフには，円グラフと帯グラフが挙げられます．円グラフの最も一般的な使われ方は，1つの項目を構成する要素の内訳と割合を表現する場合です．それに対して帯グラフは，2つ以上の項目を並べて，それぞれの内訳と全体に対する割合を比較できるように表現する場合です．本来，帯グラフで示したほうがわかりやすい項目ごとの内訳比較を，円グラフをいくつか並べることで表現してしまうと，かえってわかりにくくしてしまう場合もあるので注意を要します．

　変化の推移を示すグラフには，折れ線グラフ，層グラフが挙げられます．折れ線グラフは，体温や脈拍などの変化を経時的に表現する場合などに用いられます．層グラフは，項目全体の値の経時的な変動と同時に，そのなかの要素ごとの変動を表現する場合に用いられます．

　項目間の較差を表すグラフには，棒グラフ，積み上げ棒グラフ，レーダーチャートグラフ，相関グラフが挙げられます．棒グラフは，それぞれの項目の較差や変化の推移を表現する方法で，その種類には縦向きと横向きの2種類があります．両者には大きな違いはないので，レイアウト上の配慮により適切なほうを選択します．積み重ねグラフは，項目全体の較差と個々の要素の較差を同時に表現する場合に用います．レーダーチャートグラフは，複数・あるいは1つの集団における複数の項目の値の変動を同時に，かつ相互のバランスを判断できるように表現する場合に用います．こ

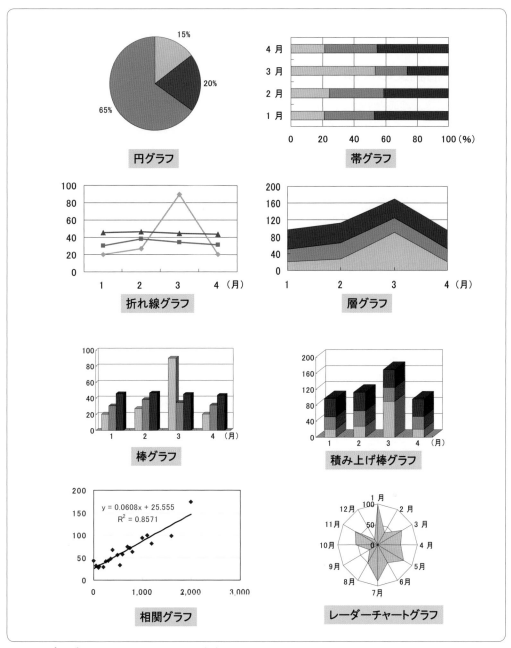

図55　プレゼンテーションのための図表表現

のグラフは，複雑な対象の分析結果に対して，いくつかの異なった側面から測定した
データを同時に表現して，対象の特徴を総合的判断に役立てるような場合に用いられ
ます．たとえば性格判断などには，このような表現法が有効です．ほかには，箱ひげ
図や散布図などが挙げられます．箱ひげ図は，最大血圧と最小血圧の分布などで使用
され，四分位をもとに分布を表現する方法です．2項目間の相関関係を表すグラフに

は，散布図などが挙げられます．散布図とは，2つの変数によるデータの分布を表現する場合に用いられ，変数の相関関係を示すことによって相関図ともなります．

投稿論文の種類

日本看護研究学会雑誌の投稿規定には，投稿論文の種類により，どのような条件が満たされていなければならないかがわかりやすく記されています．「原著論文」や「研究論文」などで求められるのは，その独創性，信頼性，完成度が三拍子揃っていることです．これらの論文では，これまでにない独創的な知見が，信頼性が高く，かつ多くの人たちに読んでもらえるような論理性を備えている必要があります．「研究報告」は，いまだ完成度と信頼性は不十分なものの，これまでにない萌芽的な要素を備えており，何よりも早く雑誌に公表することで，研究の波及効果が期待されるようなものです（海外ではショートペーパーやプレリミナリーセッションなどと呼ばれます）．もちろん，看護技術への貢献に資する発展性も備えていることも重要です．

「実践報告」などは，何よりも看護実践への技術的有用性にすぐれたものであることが求められます．研究の完成度や信頼性は，現段階では確証できませんが，その技術の独創性・萌芽性・発展性が評価できるものがこの種別に該当します．

そのほか，誌上発表には「総説」というジャンルがあります．「総説」は，何よりも信頼性の高いことが求められます．一般的には，研究者が自分自身の専門分野の論文をほかの論文の成果も紹介しながら，総合的にまとめる作業を通して新しい発展の方向性を示唆するのが，この種別の論文です．

「研究資料」は，ここに掲げた評価事項にこだわらずに，多くの読者の目にふれることが有用であると判断されたものです．これらの種別の特性を十分に認識したうえでの投稿が必要です．

発表の場

看護分野における研究成果の発表の場は，小さな研究会から学術学会まで多くの機会があります．最も身近なのは「施設内（病院，保健所，大学，専門学校，そのほか）での研究発表」です．主な目的は，当該施設が抱えている実践上の問題に対しての研究的な取り組みを，実践の向上に役立てようとするものです．次に「地区での研究発表」があります．各都道府県や関連団体が主催して実施している研究発表会です．さらに大きな会では「日本看護協会（看護職能団体）が実施する研究発表」があります．看護協会の本部主催と，地区や支部主催の学術集会があります．本部主催の学術集会は，「精神看護」「在宅看護」「看護管理」「看護教育」「急性期看護」「ヘルスプロモーション」「慢性期看護」など，7分野に分かれて全国的な規模で実施されており，2019年には50回の学術集会を行っています．

また，最近では看護系の学術学会は 50 学会ほどあります．日本看護系学会協議会（http://www.jana-office.com/）に所属している学会だけでも 44 学会（2019 年度時点）があり，多くの発表機会があります．日本看護系学会協議会は，日本学術会議傘下の学会として認められていますので，これらの学会に投稿し，学術の成果が公表されることで看護学としての成果が後世に伝わることとなります．

そのほか，「各種研究会での発表」も盛んに行われています．研究会の特徴は，既成の学会の枠にはまらずに，特定のテーマを深く議論することができる点にあります．特に看護系学会以外の学会においても，看護系の人たちが主要なメンバーを担っているところも多く，いくつかの学会では看護部会があります．医療関連分野同士の連携が重要視されるなかで，看護は関連学会でも主要な役割を担っています．しかし何よりも看護学を高めていくためには「学術学会での発表」が重要です．学術学会とは，日本学術会議に所属し，学術活動を行っている団体として認められた学会のことです（例として，前述した日本看護系学会協議会に所属する 44 学会）．急速に看護教育の大学化が進むなかで，学術活動も盛んになってきています．今後，数多くの学術論文の輩出によって，研究成果が実践の場にフィードバックされ，さらなる看護学の体系化と充実が期待されています．

発表の道具

最近では，コンピュータによるプレゼンテーションが広く行われるようになってきたため，そのためのコンピュータソフトも多く開発されています．研究のためのプレゼンテーションで最も汎用性があるのが，統合型オフィスソフトウェアと呼ばれるものです．オフィスソフトウェアですので，ワープロの機能はもちろんのこと，表計算，スケジュール管理や情報管理，情報ネットワークに至るまでのオフィス運営に必要なソフトウェアが一堂に揃っていて，相互に互換しながら機能できるようになっています．そのなかには，プレゼンテーションを支援するためのソフトウェアが含まれています．

特にプレゼンテーションで使われるソフトウェアが Windows では，Microsoft 社の「パワーポイント（PowerPoint）」で，Apple 社の Macintosh の場合では，「パワーポイント」に加えて，「キーノート（Keynote）」というソフトウェアが使われます．パワーポイントは現在，最もよく使われている Microsoft 社のソフトウェアです．その理由は，Windows コンピュータが世界シェアで 1 番であり，Microsoft 社の統合ソフトウェアパッケージ，「MS Office」（Outlook, Word, Excel, PowerPoint, Access）に含まれているソフトウェアだからです．ちなみに Apple 社においても Macintosh 用の「MS Office」があり，同様に広く使用されています．

論文の構成

一般的な研究論文の構成

　研究論文の構成は，「はじめに」「研究目的」「研究方法」「研究結果」「考察」「謝辞」という手順でまとめるのが一般的です．

　「はじめに」では，自分たちの研究の動機や位置づけを文献的に，しっかりと述べておくことが必要です．この部分は，その後の論文の展開をスムーズに進めていくために重要なきっかけとなります．

　「研究目的」は，何に視点をおいて研究を実施したかを簡潔に明示する部分です．この時点で，概念枠組みなどの，研究実施の前提となるモデルの提示が必要な場合には，新しい項目を設けて十分に説明しておく必要があります．「研究方法」は，ほかの研究者が再検証できるような形（反証可能性）で，具体的に記される必要があります．

　「研究方法」では，研究結果を生みだすに至った手段・道具であり，ある意味では論文の信憑性を高めるための最も重要な部分です．研究方法の記述は決しておろそかにしてはいけません．さらに研究倫理上の配慮をどのように行ったかについても，ここで記すことは大事なことです．

　「研究結果」は，研究方法によって出されたデータを，いかにわかりやすい形で表現するかが決め手となります．表や図をうまく使って，得られた結果の核となる部分をわかりやすく表すことが求められます．

　「考察」は，主に研究の結果と過去の文献とのディスカッションに相当する部分です．文献的な議論を十分にふまえた記述が求められます．また考察は研究者自身の経験的な一般論を結果とディスカッションする場でもあります．決して結果から逸脱した独りよがりの議論に陥らないように十分に注意する必要があります．

　「謝辞」では，協力いただいた方々への謝辞と，当該研究を遂行する際に資金援助（科研費などの外部資金）を受けた相手先を書くのが一般的です．また，査読過程で査読者から重要な指摘を受けて論文が完成に至った場合には，査読者個人はわからないにしても，査読者に対して謝辞を述べる場合もあります．

　以上，研究論文の一般的項目建てを記しましたが，総説などでは，必ずしもこれらの項目とは同じではない構成で書かれる場合もありますので，この項目で必ず仕上げねばならないということではないことを書き添えます．

　そのほか，研究論文を多くの人たちに興味をもって読んでもらうためには，論文の顔であるタイトルが重要です．タイトルを見た瞬間に何を研究したかがすぐに理解できようなキーワードをタイトル中に明確に示すことが求められます．論文のタイトルは，投稿する直前までこだわりをもって十分に議論を深めてください．

質的研究の論文構成

　質的・帰納的な推論に基づいた因子探索的な研究などの場合には，必ずしも前記のような一般的な演繹的論文構成に準じる必要はありません．何よりも研究者が捉えた観察事象を，読者に一番理解しやすいような仕方で表現する必要があります．

　帰納的研究の構成が，演繹的研究の論文づくりと特に異なる部分は，「方法」と「結果」の部分です．演繹的研究の場合には，主に仮説の検証を目的としているために，検証するための意図的データの収集の手続き（どの部分を焦点化して捉えているのか）が明示され，その方法で得たデータが整理され，数値化やグラフ化されて結果として表現されます．しかし帰納的研究の場合では，あらかじめ意図した方法でデータを収集することはせずに，ありのままの現実から得られた事実を，その都度データとして記述するために，方法や結果という一連の表現は馴染みにくいのです．

固定観念に捉われず研究対象を紐解く
（フィールド・スタディと現象学）

　臨床から導き出された研究課題を研究していく手法の１つとしてフィールド・スタディが挙げられます．

　フィールド・スタディでは，構成的な観察や面接は行われず，フィールドワークを通した自由な対話（非構成的面接）のなかで生じた研究者の主観的な判断を大事にし，あるがままの現実のなかから，今までとは異なる見方や考え方を導き出そうとする営みが重要となります．

　一般的にフィールド・スタディは，本文中に示したとおり，５段階の手続きで実施されます．研究対象に，自然な形で身を置くことが重要です．そうすることによって，研究者がいてもデータにバイアスがかからずに，いつもどおりの様子を観察できることになります．対象とこのような関係性を築くために，研究者は多くの時間を費やすことになります．フィールド・スタディは，研究者＝観察者ですから，研究者自身の知力と観察力が非常に重要になります．

　このようなフィールド・スタディの手法は，現象学的方法，解釈学的方法，グラウンデッド・セオリーやエスノグラフィなど，さまざまな質的研究の基本となる方法論として使用されています．特に，このような手法が確立されている実施方法として現象学的方法があります．現象学とは，100年ほど前にフッサール（Edmund G. A. Husserl）が提唱した哲学的立場です．現象学的方法とは，抽象的で人間の経験を扱うことができない実証科学に対して，人間の意識や感覚などの実態「事実そのもの〔生活世界（lebens welt）〕」に戻り，当たり前と思っていることを意識の上にのぼらせ，すでに理解していると信じていることを，改めて検証する方向で行われる研究方法です．

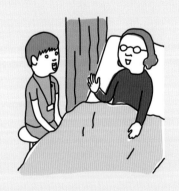

フッサールは，このような現象学の考え方を応用した研究手法として，現象学的還元という方法論を提唱しました．現象学的還元とは，面接やコミュニケーション，手紙，日記など，経験を記述するさまざまなデータについて調べ，内省的な対話を念入りに行い，日常生活のなかで当たり前とされていることのなかで，重要なことは何かについて批判的意識を高め，表現する反省的過程です．そのデータ収集の手法として，「カッコづけ」「把持」「反省」「純粋直観」などがあります．フッサールは，この方法によって20世紀初頭，生命・人間諸科学が陥っていた行き詰まりを打開できると考え，現象学を科学一般の根本的な改革を促す思想運動にまで高めました．

　看護学分野では，これまでにケアリングの分析や，健康な生活経験に対する考え方などが，この研究手法を使っています．この種の研究には，研究者自身の忍耐と訓練が必要となり，文学的技量（新しい発見を理解してもらうために，発見したことをうまく表現できる技量）と，独創性に研究の真価がかかります．何よりも既存の知識にとらわれずにデータ収集することが大事です．

研究倫理

　本 Section では，研究を実施していく際に必要な倫理上の配慮と責務について学習します．看護研究では，対象が人であることがほとんどです．ゆえに，対象の人権やプライバシーは十分に配慮されなければなりません．その対象が健康問題を抱え，非常に弱い立場におかれているとなれば，倫理上の配慮と責務は，研究者にとってなおさら十分に認識しておくべき重要なものとなります．

研究倫理の流れ

　研究倫理の対象となるのは，人を対象とするすべての研究で，研究倫理の目的は，研究対象の人権とプライバシーの保護です．

　研究者は，研究実施の過程では，どうしても研究に夢中になってしまい，客観的な立場での研究倫理上の判断を誤ってしまう場合があります．そのために，研究を実施する機関では，独立した第三者委員会（研究倫理委員会）を設置して，申請のあった研究に対して倫理審査を行う仕組みをつくっています．通常，研究倫理委員会は，7〜10名程度の委員で構成され，提出された研究課題に倫理上の問題がないかどうかを判断します．研究倫理委員会のメンバーには，当該機関の職員以外に，より客観的な立場で判断するために，機関外の外部有識者にも参加してもらいます．

　研究倫理委員会に提出される書類には，「研究倫理申請書（倫理申請内容の概要）」「研究計画書」「依頼書」「同意書」「同意撤回書」などがあります．研究計画書は，研究計画の概要と研究倫理上の配慮について記されます．依頼書は，研究対象者に対する依頼内容が書かれるものです．同意書は，依頼内容に対して同意したことを研究対象と研究者が交わす契約書のようなものです．これらの提出書類によって，研究倫理委員会は，当該研究が対象の人権とプライバシー保護の観点から，十分なインフォームド・コンセントに基づいていると判断された場合において承認します（**図56**）．

　看護の対象は人であることから，看護研究のほとんどは，研究倫理に関わるといえます．なので，研究実施においては，必ず研究倫理上の判断をしかるべき機関に行ってもらうことが重要です．

研究倫理のための規定

　研究倫理が本格的に問われ，基本原則が明文化されたのは，1964年6月にヘルシンキで開催された第18回世界医学界総会（WMA）でのヘルシンキ宣言（http://dl.med.or.jp/dl-med/wma/helsinki2013j.pdf）によってです．これは，人を対象とする医学研究の倫理的原則で，その後，1975年10月東京の第29回WMA総会，1983年10月ベニスの第35回WMA総会，1989年9月九龍の第41回WMA総会，1996年10月サマーセットウェストの第48回WMA総会，2000年10月エジンバラの第52回WMA総会で修正，2002年10月WMAワシントン総会（米国）で修正（第29項目明確化のため注釈追加），2004年10月WMA東京総会（日本）で修正（第30項目明確化のため注釈追加），2008年10月WMAソウル総会（韓国）で修正，直近では2013年10月に開催されたWMAフォルタレザ総会（ブラジル）で改訂が行われました．

　ヘルシンキ宣言は，研究倫理の基本的な精神を謳っている重要なものとして，医療分野での研究に携わる者は一読する必要があります．

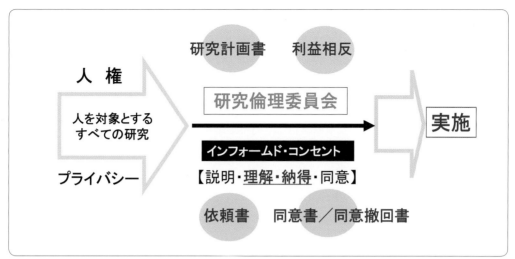

図56 研究倫理の流れ

　看護界では，ヘルシンキ宣言と，ニュールンベルグ綱領（第2次世界大戦中のナチスの医学実験の反省に基づいて1947年に制定された基本原則）を研究倫理の原則として守ってきました．しかし，医療の進化に伴って，看護も独自の立場で実践・研究するようになり，それに伴って，看護研究を実施していくうえでの新しい倫理原則が必要になってきました．そこで2003年に国際看護師協会は「Ethical Guideline for Nursing Research」（https://www.nurse.or.jp/nursing/international/icn/document/pdf/guiding.pdf）を策定し，看護研究を実施していく際に守るべき看護師の倫理原則を提示しました．

　これを受けて日本看護協会は，同年に全訳で「看護研究のための倫理指針」を出しています．ガイドラインの内容は，「倫理原則」と「被験者の権利」および「易被害性」の項目よりなっています．倫理原則は，善意（善いことを行うこと），悪意がない（有害なことを行わないこと），誠実（信頼関係を築くこと），公正（真実を述べること），秘密保持（個人情報を漏らさないこと），によりなっています．被験者の権利は，不利益を受けない権利，完全なる情報公開の権利，自己決定の権利，プライバシー・匿名性・機密性の確保に関する権利によってなっています．また，易被害性については，個人および集団において，地位や収入，教育などの違いによって，上下関係が生じて，強制力が働かないような配慮に関して述べられています．

ヘルシンキ宣言

　ヘルシンキ宣言の本文は，大きく「序言」「医学研究のための基本原則」「メディカルケアと結びついた医学研究のための追加原則」からなっています．

　「序言」では，人を対象とする医学研究に関わる医師，そのほかの関係者に対する指針を示す倫理的原則として，①人類の健康を向上させ，守ること，②被験者の福利に

対する配慮が科学的および社会的利益よりも優先されなければならないこと，③最善であると証明された予防，診断および治療方法であっても，絶えず再検証されなければならないこと，④ほとんどの予防，診断および治療方法に危険および負担が伴うこと，⑤すべての人間に対する尊敬を深め，その健康および権利を擁護する倫理基準に従わなければならないことなどが記されています．

「医学研究のための基本原則」では，①被験者の生命，健康，プライバシーおよび尊厳を守ること，②一般的に受け入れられた科学的原則に従うこと，③環境に影響を及ぼすおそれのある研究を実施する際の取り扱いには十分な配慮が必要であり，また研究に使用される動物の生活環境も配慮されなければならないこと，④実験手続の計画および作業内容は，実験計画書のなかに明示されていなければならないこと．また，この計画書は，特別に指名された研究倫理委員会に提出されなければならないこと．さらに研究者は委員会に対し，資金提供，スポンサー，研究関連組織との関わり，そのほか起こりうる利害の衝突および被験者に対する報奨についても，委員会に報告しなければならないこと，⑤研究計画書は，必ず倫理的配慮に関する言明を含み，またこの宣言が言明する諸原則に従っていることを明示しなければならないこと，⑥その目的の重要性が研究に伴う被験者の危険と負担に勝る場合にのみ行われるべきであること，⑦対象者の自由意思によるインフォームド・コンセントを，望ましくは文書で得なければならないこと．文書による同意を得ることができない場合には，その同意は正式な文書に記録され，証人によって証明されることを要すること，⑧法的無能力者，身体的もしくは精神的に同意ができない者，または法的に無能力な未成年者を研究対象とするときには，研究者は適用法のもとで法的な資格のある代理人からインフォームド・コンセントを取得することを要することなどが記されています．

特に「メディカルケアと結びついた医学研究のための追加原則」では，①その研究が予防，診断または治療上価値がありうるとして正当であるとされる範囲に限られること，②研究参加の拒否が，患者と医師の関係を断じて妨げるべきではないことなど，医学研究がメディカルケアと結びついた場合の原則が記されています．

倫理評価チェック項目

研究倫理評価のために，必ずチェックしておくべき7つの項目があります．

1つ目は，研究対象となる人たちの人権が十分に守られているかどうかです．人権を阻害するような協力内容であるならば，当該研究を中止するか，あるいは研究計画に戻って再検討すべきです．2つ目は，研究過程で，個人の尊厳や自由意思が尊重されているかどうかです．つまり，いつでも対象が協力を辞退しやすい環境を整えておくべきです．特に医療者と患者の関係では，対象に協力への強制力が働きやすいので，この点について十分に配慮する必要があります．3つ目は，個人のプライバシー

資料1　研究倫理審査におけるチェックリスト

全般的なチェック項目	□人権の配慮がなされているか □研究対象者の依頼に強制力が働いていないか □個人の尊厳および自由意思の尊重について配慮されているか □個人のプライバシーは守られているか □研究内容がわかりやすく適切に対象者に伝えられているか □安全に対する配慮がなされているか □依頼書が準備され，必要な内容を満たしているか □インフォームド・コンセントに基づく同意書・同意撤回書が準備され適切な内容を満たしているか
特に研究計画書に記載されるべき「倫理的配慮」について	□研究内容を示すテーマが明示され，わかりやすく記されているか □研究協力による対象の利益に関わる文書が記されているか □協力によって生じる研究対象者への影響について記されているか □研究対象者に合併症や副作用などが生じた場合の対応や措置について記されているか □研究対象者が協力を拒否できることを守る措置が記されているか (同意撤回書) □データ収集や処理方法などにおけるプライバシー保護のための措置が記されているか □研究成果の公開方法について記されているか □研究開始および終了予定の年月日について記されているか
特に「依頼書」の記述について	□研究の内容や手順がわかりやすく記されているか □研究協力に伴う不利益，不自由，リスクが記されているか □自由に辞退や撤回ができて不利益にならないことが記されているか □研究協力者への利益や社会への還元などが記されているか □予想される身体精神的負担と，それが生じた場合の対処について記されているか □研究協力に関わる質問には必ず回答することが記されているか □研究成果の発表方法とプライバシーを守る手だてについて記されているか □研究担当者および責任者の連絡先が記されているか
特に「同意書」「同意撤回書」の記述について	□研究タイトルが記されているか □同意(同意撤回)した日付が記されているか □同意(同意撤回)対象者の署名欄(自署か捺印．代理人の署名欄を含む)が設けられているか □研究内容を説明した者の署名欄が設けられているか □対象者と研究者の2つの同意書(同意撤回書)が準備されているか
利益相反について	□利益相反があることを開示し，適切に管理しているか ・研究課題に関係のある企業などとの関係を開示しているか ・研究計画を構成する共同研究者に対して適切に開示しているか ・関係のある企業などとの研究においてバイアスがかかりにくい状況になっているか

の保護です．研究協力によって得られた個人情報が漏洩するような状況は絶対に避けなければなりません．4つ目は，対象者に協力する研究の内容が正確に，わかりやすく伝わっているかどうかです．内容が伝わっていない場合には，協力の同意が成立していないと思ってください．5つ目は，研究協力時に，安全が十分に確保されているかどうかです．少しでも安全に対するリスクがある場合には，事前に対象に伝えておき，不測の事態が生じた場合の対応などについて同意を得ておくべきです．6つ目は，

依頼書が準備されていて，研究倫理を満たすような依頼内容がきちんと明文化されたものとして提示されるかどうかです．7つ目は，研究協力にあたって，明文化された依頼書に基づいて説明を受けて，十分なインフォームド・コンセントを得たうえで同意書が交わされる準備ができているかどうかです．

　研究実施にあたっては，以上の倫理評価チェックを実施したうえで，**資料1**のチェックリストにあたってから協力依頼をしてください．

倫理審査の必要書類

　倫理審査には，「研究倫理申請書」「研究計画書」「依頼書」「同意書」「同意撤回書」が必要となります（**図57**）．

　「研究倫理申請書」は，研究倫理委員会が定める書式で構成されます．一般的には，研究者名や研究テーマ，対象や依頼方法，倫理上の配慮方法など，研究倫理上の判断の指標となる事項が要約されているものです．「研究計画書」は，実施される研究の概要を記したものです．対象の選定や依頼などの倫理審査内容に関わる部分に関しては，特に具体的に記す必要があります．「依頼書」は，実際に研究対象に対して，あるいは研究依頼する施設長などに対して依頼する際に提示するものです．「同意書」「同意撤回書」は，対象との間で実際に交わされる文書です．同意書，同意撤回書は2通必要です．1通は研究に協力してくれる人，あるいは代理人の保存用，もう1通は研究者の保存用です．

研究倫理申請書

　研究倫理申請書は，研究者名，研究テーマ，倫理的配慮のための方法，研究成果の公開方法，そして研究開始予定年月日などが記されます．

　「研究者名」は，倫理申請をする者を筆頭に，研究代表者と共同研究メンバー全員の名前と所属が記される必要があります．研究倫理委員会においてヒアリングが行われる場合には，申請者がそれに応じることになります．

　「倫理的配慮のための方法」は，記すべきいくつかの重要な事項があります．1つ目は，研究対象です．どのような人に研究協力を求めるのか，そしてどのように依頼するのかなどを記します．2つ目は研究対象の研究協力による利益です．協力することで，協力者は個人的に，あるいは得られたデータが社会の役に立つなど，何らかのメリットがあることが求められます．3つ目は，協力によって生じる研究対象への影響です．協力によって生じる身体的・精神的な負担は，想定できうる限りここで明らかにしておく必要があります．4つ目は，研究協力によって研究対象がすでにもっている合併症や副作用が生じた場合，あるいは協力により身体的・精神的な症状が現れた場合に，どのような対処を準備しているかを記します．5つ目は，研究対象が協力を

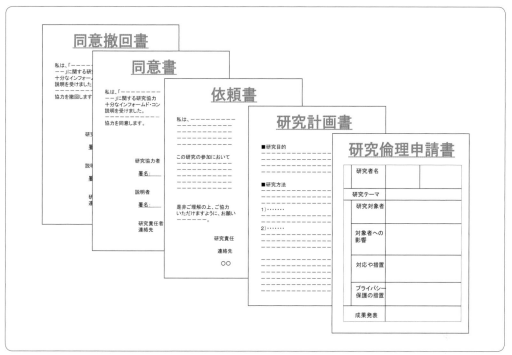

図 57　研究倫理審査のための必要書類

拒否できることを守る措置がされているかどうかです．強制力を排除して，いかに協力者の自由意思を尊重する対策がなされているかを記します．6つ目は，協力によって集められたデータをどのように処理することで対象者のプライバシー保護に努めるかの措置方法について記します．

「研究成果の公開方法」は，分析されたデータがどのような方法で，どこで公開されるかを記します．これは協力者にも開示し，承諾を得ておく必要があります．最後に「研究開始予定年月日」です．これは研究遂行上，計画している日時を記入します．倫理審査の本質に影響するものではありませんが，研究倫理委員会が研究者の研究過程を十分尊重するための指標となります．

倫理申請用の研究計画書

研究倫理用の研究計画書は，研究を実施していくために準備する研究計画書とは異なり，対象の倫理的な配慮を重点的に記し，かつインフォームド・コンセントのための提示用資料としても使用できるように，読みやすくわかりやすい形で整理することが必要です．倫理審査用の研究計画書は，大きく3つの項目を記します．1つ目は「研究の目的」です．この項は，研究の必要性や重要性をわかりやすく記します．このことで，研究協力者から十分な理解が得られ，インフォームド・コンセントのための重要な資料にもなります．2つ目は「研究方法」です．この項では，研究実施の過程を

①研究の内容や手順がわかりやすく記されているか
②研究協力に伴う不利益，不自由，リスクが記されているか
③自由に辞退や撤回ができて不利益にならないことが記されているか
④研究協力者への利益や社会への還元などが記されているか
⑤予想される身体精神的負担と，それが生じた場合の対処について記されているか
⑥研究協力に関わる質問には必ず回答することが記されているか
⑦研究成果の発表方法とプライバシーを守る手だてについて記されているか
⑧研究担当者および責任者の連絡先が記されているか

具体的にわかりやすく記します．特に研究倫理に関わる計画部分は，個人情報に関連する調査・実験内容の提示と研究対象者の選択方法や，依頼の仕方およびそこから得られたデータの収集方法やその後の扱いなどについて正確に記すことが重要です．3つ目は「研究対象への倫理的配慮」です．この項は，当該研究を実施するうえで配慮すべき倫理上の課題を明確にし，研究対象に対する依頼方法と同意内容について記します．

依頼書

　依頼書の作成は，研究協力に応じてくれる人たちに対して，十分なインフォームド・コンセントを前提とした同意を得るために，非常に重要な手続きです．依頼書は，まず文頭の挨拶から始まって，研究者からの依頼内容と倫理上の配慮について読みやすく作成します．依頼書に含まれる内容については，**資料2**の8つのチェック項目によって，その内容が満たされているかどうかを慎重に判断してください．

同意書・同意撤回書

　同意書は，依頼書の内容を十分に理解したうえで，研究協力に同意する旨を表明する文書です．これは，研究対象と研究者が，お互いに同意書を交わすことで，依頼書の内容を守ることを前提に研究を実施していくことを約束する手続きです．そこで，同じ文書を2通用意して，同じ同意書をお互いに保存しておくことになります．

　同意書に必要な内容は，依頼書に従って十分な説明を受け，同意した旨の文書を記したものと，同意した年月日，およびお互い(研究協力者と研究者)の署名です．研究対象が，依頼事項について自らの判断が不可能とされる場合には，代理人にも依頼したうえで，代理人の署名も合わせた同意が必要となる場合もあります．日本では，研究協力の際における，このような同意書の取り交わしがいまだに一般的ではないので，このような取り交わしが，ことさらに大げさに受け止められ，研究対象が研究協力に対する恐怖心を抱くことがあります．しかし研究者は，このようなインフォームド・コンセントの必要性を協力者の方たちに十分に説明したうえで，このような手続きにも同意していただくような努力をすることも大事なことです．

また研究の進行過程において協力者が不参加の意思を示せることも倫理上においては重要です．その場合に備えてあらかじめ同意撤回書を準備しておく必要があります．この場合には同意を撤回しても研究対象には不利益を生じないことへの十分な配慮が必要です．

研究者の倫理

　研究対象への倫理的配慮はもちろんですが，研究倫理においては，研究成果の公表にあたっての研究者自身の倫理も重要です．

　特に注意すべき事項として3点が挙げられます．1つ目は，引用文献の不明記です．研究において最も重要な部分は，そのオリジナリティです．他人のオリジナリティを借用して，自分のもののように公表してしまうことは，決して許されることではありません．自分のオリジナリティを主張するうえでも，引用部分は明確にすべきです．また引用文献の記載は，引用された研究者の評価にもつながります．そのために，名前や論文名などの正確な記載が必要です．

　2つ目は，重複投稿や分断投稿の禁止です．これは同じ論文を異なる学会に発表したり投稿したり，あるいは同じデータから得られた結果を少し変えて，何度も発表したり投稿したりすることです．業績づくりのために，このようなことをすると，研究者の倫理観が疑われるばかりでなく，公表された研究結果自体も信頼性を失うことになります．論文のデータベース化が進むなかで，明らかにこのような行為が行われたと認められる場合には，学術活動ができなくなることさえありうることを認識すべきです．

　3つ目は，業績づくりのための不当な共著者の連名です．共著者とは，本来，共同研究メンバーであり，当該研究実施の過程全般にわたって共同で進めてきた研究者であり，その研究に質問が出された場合には，十分に責任をもって応えられるような人であるべきです．1997年に策定された国際看護師協会の倫理ガイドラインのなかでも，研究者の倫理についてふれられており，儀礼的に共著者を連ねることを禁じています．

　文部科学省は，2007年2月15日（2013年2月18日改正）に，研究機関に対して「研究機関における公的研究費の管理・監査のガイドライン（実施基準）」（http://www.mext.go.jp/a_menu/jinzai/fusei/1405816.htm）を出して，公的研究費の不正使用について管理・監査の重要性を説いています．

　また日本学術会議では，2013年1月25日に「科学者の行動規範—改訂版—」（http://www.scj.go.jp/ja/info/kohyo/pdf/kohyo-22-s168-1.pdf#zoom=75）という声明を出し，研究者の倫理に関して注意喚起を行っています．それを受けて文部科学省は，2014年8月26日付の文部科学大臣決定として「研究活動における不正行為への対応

等に関するガイドライン」を策定し，研究者への行動指針を強く呼びかけています．

利益相反と研究倫理

　厚生労働省は，2008年3月に各都道府県知事，特別区の長，保健所設置市の長宛てに，公的研究の適正な運用にあたっての利益相反に関する以下のような通知を出しました．企業などとの共同研究を進めていくうえでの権利問題は重要であり，その指針として看護研究においても配慮していくべき重要事項となっています．

　「厚生労働科学研究における利益相反（Conflict of Interest；COI）の管理に関する指針」について，公的研究である厚生労働科学研究の公正性，信頼性を確保するためには，利害関係が想定される企業等との関わり（利益相反）について適正に対応する必要がある．このため，利益相反について，透明性が確保され，適正に管理されることを目的として，「厚生労働科学研究における利益相反（Conflict of Interest；COI）の管理に関する指針」（平成20年3月31日科発第0331001号厚生科学課長決定）を策定したので通知する．また，「厚生労働科学研究における指定型研究の利益相反（Conflict of Interest；COI）の管理について」（平成20年3月31日科発第0331002号厚生科学課長決定）を策定したので通知する．

　ついては，貴職におかれては，両決定の内容につき十分ご了知の上，必要に応じ，両決定が遵守されるよう組織体制や内規の整備等に努められるよう特段のご配慮をお願いするとともに，貴団体管下の厚生労働科学研究に携わる者に両決定の周知徹底をお願いする．

　その後，厚生労働省は，3度の一部改正を行い，2018年6月26日に，科学研究における公正性，信頼性を確保するための利益相反について厳重に管理するように指導しています．詳細については，以下のURLを参照してください．

　https://www.mhlw.go.jp/file/06-Seisakujouhou-10600000-Daijinkanboukouseik-agakuka/0000152586.pdf

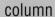
看護系学会における研究倫理の取り組み

　研究倫理は，日本の看護系学会においても，各学会の特色に合わせて独自に研究倫理原則や指針を公開しています．看護系学会のなかでは歴史的にも古く，学術団体の1つである日本看護科学学会は，「研究倫理審査委員会」を設置し，2009年に研究倫理規程を策定し，会員への研究倫理に対する周知と推進を図っています（http://jans.or.of/uploads/files/about/rinri_shinsa.pdf）．その第1条において，研究倫理審査を実施していくことの目的を，「『人を対象とする医学系研究に関する倫理指針（文部科学省・厚生労働省）』ならびに『看護研究のための倫理指針（日本看護協会）』を考慮しながら倫理的配慮のもとに行われるかどうかを審査することを目的とする」としています．

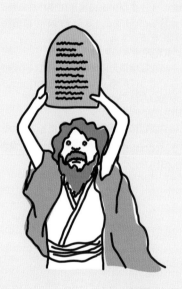

　また，日本看護研究学会では，2014年5月に**資料3**のような研究倫理のための原則を提言し，当該学術誌およびホームページ上で公開し，会員に周知すると同時に，同学会は会員のなかで，研究倫理審査委員会をもたない組織に所属している会員に対して，学術集会中に交流集会や相談窓口を設けるとともに，研究倫理の相談の受けつけを始めました．それらの実績により，研究倫理審査を希望する会員に対して，審査を代行する事業も始めています．そのための様式として，「日本看護研究学会研究倫理審査申請書」（http://www.jsnr.jp/outline/ethics/post-2.html）が開示されているので，詳細についてはホームページを参考にしてください．

資料3　学術学会における研究倫理基本原則（日本看護研究学会　研究倫理原則より）

日本看護研究学会では研究を計画するに当たり，研究者が遵守する研究倫理の基本原則を掲げる．

1. 対象者に対する公平性と権利の保障

　　対象に害を及ぼす可能性に配慮する．例えば，調査研究の参加者として学生やクライアントを募集する場合，参加は任意であることを明確にし，研究参加への公平な選択肢を与える．すなわち，学生と指導者との関係にある場合，強制力が働く危険性について十分な配慮を行うと同時に，個人またはグループの権利を保障する．

2. 確かなインフォームド・コンセントと手続き

　　インフォームド・コンセントは，研究協力に対する説明・理解・納得・同意を満たすように配慮する．個人の自発的参加によって予想されるリスクと利点に関する知識を十分に理解した上で研究の参加を求める．対象者には，研究の目的，期待される効果，協力内容等について十分に説明し，潜在的なリスク，不快感や副作用，予見可能なリスクをも説明する．さらに，同意した後でも研究参加への撤回・拒否が可能であり，そうしても何ら不利益をこうむらないことを保証する．

3. 機密性の保持と個人の尊厳・プライバシーへの保障

　　機密性の保持と個々人のプライバシーを擁護することは，すべての研究の営みについて重要である．対象が，不快に感じる場合には，直ぐに中止できるように，研究のための説明文や調査紙等の表紙に明示する．また，データが，どのように使われるかに関する情報を提示（写真，オーディオおよびビデオの録音など…）する．またその際の機密性の限界についても説明し，理解を得る．さらに，その同意を確保する．

4. 研究計画に応じた様々な研究倫理原則の活用

　　実施する研究計画に関して，様々な学問分野で検討されている研究倫理上の基準を十分に認識しながら，それらに抵触しないように配慮する．これこそが，研究者の倫理的ジレンマを回避し，解決することができる最善の方法である．

5. 関係した著者名の明示と知的財産を話し合う

　　研究計画の設計，実施，分析や解釈に実質的に寄与した者のみが，著者となる．研究者名をどのような順序で明記するかについて，協力関係の開始時にあらかじめ協議する．

（日本看護研究学会　研究倫理原則 2014.05.7）
http://www.jsnr.jp/outline/ethics/ethical_principle.pdf

●より理解するための参考文献

■科学技術一般

1) M. Alley（著），今村 昌（訳）：科学論文の書き方—説得力はこうして生まれる．丸善，2000.

2) 浅田 彰，黒田末寿，佐和隆光，長野 敬，山口昌哉：科学的方法とは何か．中央公論社，1986.

3) H. ブルーマー（著），後藤将之（訳）：シンボリック相互作用論—パースペクティヴと方法．頸草書房，1991.

4) J. キャスティ（著），中村和幸（訳）：複雑系による科学革命．講談社，1997.

5) 東 晃史：知の本質—社会の謎を主体の研究に転換しよう．三五館，1995.

6) 本多修郎：技術の人間学．朝倉書店，1975.

7) E. フッサール（著），立松弘孝（訳）：現象学の理念．みすず書房，1965.

8) 池田清彦：構造主義科学論の冒険．講談杜，1998.

9) 井庭 崇，福原義久：複雑系入門—知のフロンティアへの冒険．NTT 出版，1998.

10) 井山弘幸，金森 修：現代科学論—科学をとらえ直そう．新曜社，2000.

11) 川喜田二郎：発想法—創造性開発のために．中央公論社，1967.

12) 小林康夫，船曳建夫（編）：知の技法—東京大学教養学部「基礎演習」テキスト．東京大学出版会，1994.

13) T. クーン（著），中山 茂（訳）：科学革命の構造．みすず書房，1971.

14) 村上陽一郎：新しい科学論—「事実」は理論をたおせるか．講談社，1979.

15) 村上陽一郎：技術とは何か—科学と人間の視点から．日本放送出版協会，1986.

16) 澤瀉久敬：哲学と科学．日本放送出版協会，1967.

17) 清水幾太郎：論文の書き方．岩波書店，1959.

18) 武谷三男：増補版 科学入門—科学的なものの考え方．勁草書房，1996.

19) 吉川弘之（監），田浦俊春，小山照夫，伊藤公俊（編）：技術知の位相—プロセス知の視点から．東京大学出版会，1997.

20) 中村雄二郎：臨床の知とは何か．岩波書店，1992.

21) A. F. チャルマーズ（著），高田紀代志，佐野正博（訳）：改訂新版 科学論の展開—科学と呼ばれているのは何なのか？．恒星社厚生閣，2013.

22) Holzemer, W. L., International Council of Nurses：Ethical Guidelines for Nursing Research. ICN, Geneva, 2003.

23) 巻田悦郎：ガダマー入門—語りかける伝統とは何か．アルテ，2015.

■データ収集・統計・分析方法

24) 大谷 尚：質的研究の考え方—研究方法論から SCAT による分析まで．名古屋大学出版会，2019.

25) 浅井邦二（編著）：こころの測定法—心理学における測定の方法と課題．実務教育出版，1994.

26) W. C. チェニッツ，J. M. スワンソン（編），樋口康子，稲岡文昭（監訳）：グラウンデッド・セオリー—看護の質的研究のために．医学書院，1992.

27) Cohen, M. Z., Kahn, D. L., Steeves, R. H.：Hermeneutic Phenomenological Research—A Practical Guide for Nurse Researchers. SAGE Publications, California, 2000.

28) Denzin, N. K., Lincoln, Y. S.：Collecting and Interpreting Qualitative Materials. SAGE Publications, California, 1998.

29) 舟島なをみ：質的研究への挑戦．医学書院，1999.

30) B. G. グレイザー，A. L. ストラウス（著），後藤 隆，大出春江，水野節夫（訳）：データ対話型理論の発見—調査からいかに理論をうみだすか．新曜社，1996.

31) 平山満義：質的研究法による授業研究—教育学/教育工学/心理学からのアプローチ．北大路書房，1997.

32) I. ホロウェイ，S. ウィーラー（著），野口美和子（監訳）：ナースのための質的研究入門—研究方法から論文作成まで．医学書院，2000.

33) 池田 央：行動科学の方法．東京大学出版会，1971.

34）石村貞夫：統計解析のはなし．東京図書，1989．

35）石村貞夫：すぐわかる統計処理．東京図書，1994．

36）石村貞夫：グラフ統計のはなし．東京図書，1995．

37）岩下豊彦：SD 法によるイメージの測定—その理解と実施の手引．川島書店，1983．

38）川喜田二郎：続・発想法—KJ 法の展開と応用．中央公論社，1970．

39）M. M. レイニンガー（編），近藤潤子，伊藤和弘（監訳）：看護における質的研究．医学書院，1997．

40）Lincoln, Y. S., Guba, E. G.：Naturalistic Inquiry. SAGE Publications, California, 1985.

41）日本建築学会（編）：建築・都市計画のための調査・分析方法．井上書院，1987．

42）西田春彦，新 睦人（編著）：社会調査の理論と技法 1, 2—アイディアからリサーチへ．川島書店，1976．

43）大村 平：多変量解析のはなし—複雑さから本質を探る．日科技連出版社，1985．

44）Denise, F. P.：Statistics and Data Analysis for Nursing Research, 2nd Edition. Pearson, New York, 2010.

45）利島 保，生和秀敏（編著）：心理学のための実験マニュアル—入門から基礎・発展へ．北大路書房，1993．

46）Roper, J. M., Shapira, J.：Ethnography in Nursing Research. SAGE Publications, California, 1999.

47）L. シャッツマン，A. L. ストラウス（著），川合隆男（監訳）：フィールド・リサーチ—現地調査の方法と調査者の戦略．慶應義塾大学出版会，1999．

48）A. ストラウス，J. コービン（著），南 裕子（監訳）：質的研究の基礎—グラウンデッド・セオリーの技法と手順．医学書院，1999．

49）上里一郎（監）：心理アセスメントハンドブック．西村書店，1993．

50）Waltz, C. F., Strickland, O. L., Lenz, E. R.：Measurement in Nursing Research, 2nd Edition. F. A. Davis Company, Philadelphia, 1991.

51）奥秋 晟（監），山崎信也（著）：なるほど統計学とおどろき Excel 統計処理．医学図書出版，2000．

52）柳井晴夫，岩坪秀一：複雑さに挑む科学—多変量解析入門．講談社，1976．

53）安田三郎，原 純輔：社会調査ハンドブック．有斐閣，1982．

54）Wong, D. L., Baker, C. M.：Pain in Children：Comparison of Assessment Scales. *Pediatric Nursing,* 14（1）：9-17, 1988.

55）Wewers, M. E., Lowe, N. K.：A Critical Review of Visual Analogue Scales in the Measurement of Clinical Phenomena. *Research in Nursing and Health,* 13（4）：227-236, 1990.

■ **看護研究・教科書，そのほか**

56）American Psychological Association：Publication Manual of the American Psychological Association, 7th Edition. American Psychological Association, Washington D. C., 2019.

57）Brink, P. J., Wood, M. J.：Basic Steps in Planning Nursing Research：From Question to Proposal. Jones & Bartlett, Massachusetts, 2001.

58）Burns, N., Grove, S. K.：The Practice of Nursing Research：Conduct, Critique, & Utilization. W. B. Saunders, Philadelphia, 2000.

59）Fitzpatrick, J. J., Stevenson, J. S., Polis, N. S.（eds.）：Nursing Research and Its Utilization：International State of the Science. Springer, New York, 1994.

60）Fitzpatrick. J. J（ed.）：Encyclopedia of Nursing Research. Springer, Philadelphia, 1998.

61）早川和生（編著）：ナースのためのプレゼンテーション技法．医学書院，1997．

62）Hott, J. R., Budin, W. C.：Notter's Essentials of Nursing Research. Springer, Philadelphia, 1999.

63）Hunt, G.（ed.）：Ethical Issues in Nursing. Routledge, Philadelphia, 1994.

64）Langford, R. W.：Navigating the Maze of Nursing Research：An Interactive Learning Adventure. Mosby, St. Louis, 2000.

65）Lewicki, L. J., Mion, L., Splane, K. G., Samstag, D., Secic, M.：Patient Risk Factors for Pressure Ulcers During Cardiac Surgery. *AORN Journal,* 65（5）：933-942, 1997.

66) LoBiondo-Wood, G., Haber, J. : Nursing Research : Methods, Critical Appraisal, and Utilization, 5th Edition. Mosby, St. Louis, 2002.

67) 南裕子，野嶋佐由美（編）：看護における研究 第2版. 日本看護協会出版会，2017.

68) Nieswiadomy, R. M. : Foundations of Nursing Research. Prentice Hall, New Jersey, 2001.

69) Norman, I. J., Redfern, S. J. : The Validity of Two Quality Assessment Instruments : Monitor and Senior Monitor. *International Journal of Nursing Studies,* 33(6) : 660-668, 1996.

70) D. F. ポーリット，C. T. ベック（著），近藤潤子（監訳）：看護研究—原理と方法. 医学書院，2010.

71) Polit, D. F., Hungler, B. P. : Nursing Research : Principles and Methods, 7th Edition. Lippincott Williams & Wilkins, Philadelphia, 2003.

72) Beck, C. T., Polit, D. F., Polit-O' Hara, D., Hungler, B. P., Beck, C.(eds.) : Essentials of Nursing Research : Methods, Appraisal, and Utilization, 5th Revised Edition. Lippincott Williams & Wilkins, Philadelphia, 2000.

73) 佐藤淑子，和田佳代子（編）：看護文献・情報へのアプローチ. 医学書院，2000.

74) Silva, M. : Ethical Guidelines in the Conduct, Dissemination and Implementation of Nursing Research. American Nurses Association, Maryland, 1995.

75) Talbot, L. A. : Principles and Practice of Nursing Research. Mosby, London, 1995.

76) Tornquist, E. M. : From Proposal to Publication : An Informal Guide to Writing about Nursing Research. Prentice Hall, New Jersey, 1999.

77) Polit, D. F., Beck, C. T. : Nursing Research : Generating and Assessing Evidence for Nursing Practice, 10th, North American Edition. Lippincott Williams and Wilkins, Philadelphia, 2016.

78) Johnson, R. B., Onwuegbuzie, A. J., Turner, L. A. : Toward a Definition of Mixed Methods Research. *Journal of Mixed Methods Research,* 1(2) : 112-133, 2007.

79) Tashakkori, A. M., Teddlie, C. B. : Foundations of Mixed Methods Research : Integrating Quantitative and Qualitative Approaches in the Social and Behavioral Sciences. SAGE Publications, Thousand Oaks. 2008.

80) 川口孝泰：アクセプトされる論文を書くために. 特集 研究の質を高めるコツと工夫—申請書の書き方・投稿論文のまとめ方. 看護研究42(2)：111-127, 2009.

81) S. K. Grove, N. Burns, J. R. Gray（著），黒田裕子，中木高夫，逸見 功（監訳）：バーンズ＆グローブ 看護研究入門 原著第7版—評価・統合・エビデンスの生成. エルゼビア・ジャパン，2015.

82) Alfonzo, P. : Teaching Google Scholar : A Practical Guide for Librarians. Rowman & Littlefield, Maryland, 2016.

83) I. Chalmers, D. G. Altman（編），津谷喜一郎，別府宏圀，浜 六郎（監訳）：システマティック・レビュー—エビデンスをまとめてつたえる. サイエンティスト社，2000.

84) 牧本清子：エビデンスに基づく看護実践のためのシステマティック・レビュー. 日本看護協会出版会，2013.

85) 野川道子（編著），看護実践に活かす中範囲理論. 第2版 メヂカルフレンド社，2016.

川口孝泰（かわぐちたかやす）

東京情報大学看護学部教授/遠隔看護実践研究センター長

筑波大学名誉教授

〒265-8501　千葉市若葉区御成台4-1

Tel：043-235-7379

e-mail：gkawat5@gmail.com

索　引